AF472716

MÉMOIRE

SUR LES

PLIS CÉRÉBRAUX DE L'HOMME

ET

DES PRIMATÈS,

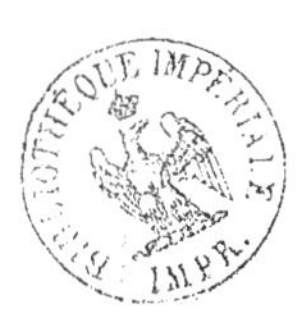

PAR M. PIERRE GRATIOLET,

AIDE-NATURALISTE, CHEF DES TRAVAUX ANATOMIQUES AU MUSÉUM D'HISTOIRE NATURELLE,
MEMBRE DE LA SOCIÉTÉ PHILOMATHIQUE.

PARIS,

ARTHUS BERTRAND, ÉDITEUR,

LIBRAIRE DE LA SOCIÉTÉ DE GÉOGRAPHIE,

RUE HAUTEFEUILLE, 21.

A M. E. Chevreul.

Hommage d'admiration, de respect et de reconnaissance,

L'Auteur.

A M. E. Chevreul.

Hommage d'admiration, de respect et de reconnaissance,

L'Auteur.

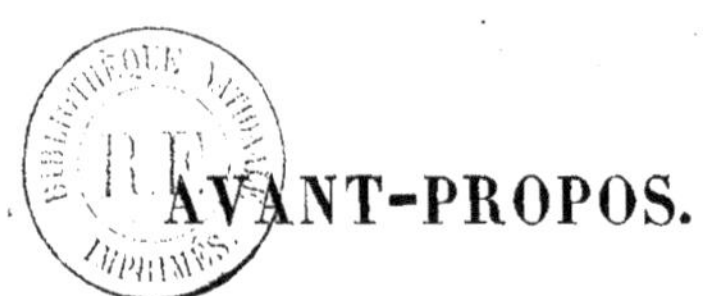

AVANT-PROPOS.

Il est dangereux, dans les sciences, de conclure trop vite. Quand on raisonne d'après un nombre insuffisant d'observations, il est facile, avec un peu d'esprit, d'imaginer quelque système auquel ces observations s'accordent, et, comme les génies diffèrent, il n'est pas rare de voir s'élever sur les mêmes faits cent hypothèses différentes. Ce sont là jeux de finesse et de patience qui peuvent séduire l'imagination, mais qu'une saine méthode réprouve. Cet art plus ou moins brillant de se satisfaire en créant des fantômes, est pernicieux dans la recherche de la vérité, et le sort du fabuleux Ixion n'est pas rare parmi les philosophes.

Ces réflexions trouvent au commencement de ce travail, sur les circonvolutions des singes, une place naturelle. On a reproché à l'auteur de s'être renfermé dans un cercle trop restreint, en se bornant à une seule famille naturelle. Il semble, en effet, à beaucoup de gens qu'il est plus beau de disserter légèrement *de omni re scibili* que d'approfondir un seul point; car, séduits par ce qui brille, enchaînés aux habitudes des sens, les hommes se laissent, en général, attirer aux surfaces bien plus qu'au fond des choses. Le livre que nous offrons au public est une protestation contre cette tendance; on espère y montrer qu'en concentrant son attention sur un ordre particulier de faits, qu'en observant de toutes ses forces, on arrive à des résultats utiles, et qu'une course à travers champs n'eût jamais fait atteindre.

J'ai, dans ce travail, étudié scrupuleusement les plis cérébraux des singes. Plusieurs raisons m'ont engagé à traiter en premier lieu ce sujet : non-seulement la ressemblance singulière du cerveau des singes avec celui de l'homme donnait à cette étude un attrait tout particulier, mais, en outre, la collection des cerveaux de singes que possède le muséum d'histoire naturelle de Paris ne me présentait qu'un très-petit nombre de lacunes, et de toutes les familles de mammifères c'était celle qui m'offrait les conditions les plus favorables à la recherche d'interprétations positives, par le grand nombre de comparaisons que je pouvais établir; en effet, à l'exception des *Gorilles*, des *Colobes*, des *Alouattes* et des *Sakis*, il est peu de groupes qui ne soient point représentés dans mon travail, encore ai-je pu, à l'aide de moules pris dans l'intérieur des crânes de notre collection, combler, à certains égards, ces lacunes. Ainsi, dans cette grande chaîne de l'Homme aux Hapalinés, j'ai pu étudier l'arrangement des plis cérébraux, et j'ose espérer que, par le nombre de figures originales et observées avec le plus grand soin que renferme mon atlas, je paraîtrai en avoir donné une idée suffisante.

On pourra aisément remarquer, en examinant dans notre pl. 12 la série comparative des cerveaux d'Homme et de Singes, l'analogie singulière que présentent, dans tous ces êtres, les formes cérébrales. Le cerveau plissé de l'Homme et le cerveau lisse du Ouistiti se ressemblent par ce quadruple caractère, d'un lobe olfactif rudimentaire, d'un lobe postérieur recouvrant complétement le cervelet, d'une scissure de *Sylvius* parfaitement dessinée, et enfin d'une corne postérieure au ventricule latéral.

Ces caractères ne se rencontrent simultanément que dans l'Homme et dans les Singes. Dans tous les autres animaux, le cervelet demeure à découvert; il y a, en outre, le plus souvent, un lobe olfactif énorme, même dans l'*Éléphant*, et, à l'exception des *Makis*, nul ne présente de scissure comparable à une scissure de *Sylvius* enfermant un lobe central.

Ainsi, il y a une forme du cerveau propre aux Singes et à l'Homme, et il y a en même temps dans les plis du cerveau, quand ils apparaissent, un ordre général, une disposition dont le type est commun à tous ces êtres.

Cette uniformité dans la disposition des plis cérébraux dans l'Homme et dans les Singes est digne, au plus haut point, de l'attention des philosophes. De même, il y a un type particulier de plissement cérébral dans les *Makis*, les *Ours*, les *Felis*, les *Chiens*, etc., dans toutes les familles d'animaux enfin. Chacune d'elles a son caractère, sa norme, et dans chacun de ces groupes les espèces peuvent être aisément réunies d'après la seule considération des plis cérébraux.

Il serait utile d'examiner successivement chacune de ces séries partielles. De cette comparaison attentive de tous les individus qui composent une même famille naturelle résulterait ce grand avantage de pouvoir substituer, dans la comparaison générale de tous les groupes entre eux, des abstractions précises, des unités idéales, à des multitudes confuses. Mais la légitimité de ces abstractions a une condition nécessaire, c'est de reposer sur un nombre *suffisant* d'observations exactes. Voilà pourquoi des travaux entrepris sur le même sujet dans le groupe des *Lémuriens* ne seront point encore publiés, le système des observations nécessaires n'ayant pu être complété; aussi, laissant de côté pour quelque temps les *Makis* et les *Insectivores*, aborderons-nous, dans un prochain travail, l'étude du cerveau des *Carnassiers*, nos séries étant, sur ce point, plus complètes. Ce ne sera qu'après avoir achevé la suite de ces monographies que nous essayerons d'aborder la recherche d'une question importante, mais insoluble dans l'état actuel de la science, celle de la détermination des plis cérébraux homologues dans des animaux appartenant à des familles différentes. L'ouvrage que nous publions aujourd'hui est un premier effort dans cette voie.

Nous osons espérer que ces recherches seront de quelque utilité aux hommes que l'étude du cerveau intéresse. Je serais heureux si, en appelant l'attention sur ce sujet, j'inspirais aux voyageurs et aux psychiâtres la pensée de reprendre cette étude, et de la compléter, en ce qui touche l'espèce humaine, par une étude approfondie des variétés que les plis cérébraux présentent, aux différents âges de la vie, dans les différentes races de la famille humaine, et dans ces cas de monstruosité si fréquents, hélas! parmi nous.

Qu'il me soit permis de rendre ici un hommage de reconnaissance à la bienveillance avec laquelle mes maîtres en science ont accueilli ce travail. Il m'a été rendu facile par l'extrême générosité avec laquelle feu M. Laurillard en premier lieu, et depuis, M. le professeur Duvernoy, ont confié à mon examen les cerveaux de la riche collection du muséum. Enfin un philosophe illustre a daigné m'éclairer de ses conseils, et, en me permettant de mettre ce livre sous le patronage de son nom, met aujourd'hui le comble aux bontés dont il m'honore.

MÉMOIRE

SUR LES

PLIS CÉRÉBRAUX DE L'HOMME ET DES PRIMATÈS.

PREMIÈRE PARTIE.

§ Ier.

L'importance des couches corticales du cerveau et de leurs plis est depuis longtemps reconnue. Depuis Érasistrate, les plus illustres anatomistes ont tour à tour examiné cette question. Quelques-uns, comme Vésale et Thomas Bartholin, se rangent aux opinions de Galien, et attachent peu d'importance à des plis que le cerveau des brutes présente aussi bien que celui de l'homme. Th. Bartholin résume fort bien cette opinion : *Superficies externa cerebri, anfractuosa est, atque circonvolutiones, gyrosque varios, instar intestinorum habet : quos non ad intellectum factos dicendum cum Erasistrato, cum et Asini habeant; nec ad levitatem, ut Aristoteles voluit; nec absque fine vel usu esse, ut alii putant; sed ut vasa cerebri per hos anfractus ducerentur tutius, nec ex motu assiduo ruptionis periculum esset,* PRÆSERTIM IN PLENILUNIO, *quando in calvaria cerebrum maxime turgescit* (Th. Barth., *Anatomia reformata,* p. 319; 1656). Ainsi la seule utilité qu'on leur donne, si toutefois ils en ont une, c'est d'aider à la distribution normale du sang dans le cerveau. Mais l'un des plus grands anatomistes des temps modernes, Willis, revient à l'idée d'Érasistrate; il dit, en effet (*Cerebri anatome*, cap. x, § 3, p. 294; *Opera medica et physica*, Lugd., 1676) : « *Si inquiritur quid* « *cerebro gyri et circonvolutiones præstant, sive quem ob finem tota ejus compages an-* « *fractuosa existit, dicimus cerebrum ita fabricari, tum propter* UBERIOREM ALIMENTI « *spirituosi* RECEPTIONEM, *tum ob commodiorem spirituum animalium, in quosdam* « *usus, dispensationem.* » Et plus loin : « Attamen haud minoris momenti ratio et « necessitas anfractuum in cerebro à spirituum animalium dispensatione petitur : « cum enim spiritus animales, propter varios imaginationis et memoriæ actus, intra « certos et distinctos cancellos commoveri, motusque istos per eosdem tractus sive « orbitas sæpe iterare debent : idcirco propter hasce diversimodas spirituum anima- « lium diataxes, multiplices cerebri plicæ ac convolutiones requiruntur, nempe ut in « istis, tanquam in diversis cellulis et apothecis, sensibilium species reservari, atque « illinc pro data occasione evocari queant. Hinc, plicæ seu circonvolutiones istæ longe « plures ac majores in homine sunt quam in quovis alio animali, *nempe propter va-* « *rios et multiplices facultatum superiorum actus; incertâ* autem et quasi *fortuitâ* serie « variegantur, *ut functionis animalis exercitia sint libera, et mutabilia, nec ad unum* « *determinata.* Gyri isti in quadrupedibus pauciores sunt, ac in quibusdam, uti Fele, « sub certâ figurâ et diataxi reperiuntur : quare *hæc bruta vix alia quam quæ naturæ* « *instinctus et exigentiæ suggerunt, meditantur aut reminiscuntur.* »

Ainsi, selon Willis, chaque circonvolution paraît avoir, dans l'histoire de l'intelligence, un rôle particulier : de la simplicité, de la pauvreté de ces plis, de leur uniformité dans les animaux inférieurs, résulte l'uniformité des actes intellectuels dans tous les animaux d'une même espèce; de leurs variations infinies résultent dans l'Homme non-seulement les variétés des aptitudes individuelles, mais encore, jusqu'à un certain point, la liberté morale.

Sectateur des idées de Willis, Malpighi a essayé la démonstration de quelques-unes de ces grandes hypothèses. Suivant cet illustre anatomiste, les couches corticales sont composées de petites glandes dont les tubes nerveux sont les conduits excréteurs; et cette idée, longtemps acceptée, se retrouve dans les exagérations de Cabanis, et semble renaître sous une forme nouvelle dans les travaux de MM. Purkinje et Valentin.

Il suffit de citer Willis et Malpighi pour montrer quelle importance on a attachée, dès le XVIIe siècle, à la considération des couches corticales, de leur structure et de leurs plis. Toutefois, quelque opinion qu'on s'en fasse, nul anatomiste, avant la fin du dernier siècle, n'a essayé de découvrir dans l'Homme la loi de leur arrangement. La nature capricieuse semble, en effet, se jeter, à cet égard, dans des écarts infinis. Qui pourrait assigner une forme à ces contours indéterminés comme ceux d'un nuage? Qui pourrait décrire ces méandres irréguliers, pareils, dans leur complication, aux circonvolutions intestinales? Aussi l'anatomiste les néglige, et le peintre les dessine au hasard. Les figures données dans les plus beaux ouvrages, barbouillées plutôt que dessinées, ne méritent point d'être étudiées un seul instant.

En vain le génie de Willis avait deviné, sous cette complication, un certain ordre ; cette curieuse étude reste abandonnée, si bien, qu'il faut arriver à Sœmmering et à Vicq-d'Azyr pour apercevoir quelques progrès appréciables. Quelques plis sont bien décrits par Vicq-d'Azyr. La figure que Sœmmering a donnée des plis internes de l'hémisphère humain mérite encore aujourd'hui d'être consultée.

Avec de tels devanciers, nul doute que Gall, s'il n'eût été préoccupé de son vain système, n'eût enfin donné à cette partie de l'anatomie cérébrale une précision plus grande. Mais il ne s'agissait point, à ses yeux, de découvrir les faits dans leur vérité absolue, il s'agissait (tendance trop commune, hélas!) de les plier à la démonstration de son hypothèse. Aussi, par une sorte de contradiction, au premier abord inexplicable, l'étude des circonvolutions, languissante et inféconde parmi les sectateurs de Gall, a-t-elle dû ses plus grands progrès aux adversaires les plus déclarés de la phrénologie.

§ II.

L'étude des plis cérébraux peut être abordée sous un double point de vue : 1° au point de vue de leur structure intime; 2° au point de vue de leur arrangement et de leurs relations réciproques.

A. Les premières observations relatives à la structure des plis cérébraux sont dues à Vicq-d'Azyr. Il remarque qu'à la partie postérieure du cerveau la substance blanche est distribuée en stries flexueuses à la manière des rubans rayés. (*Anat. du cerveau*, pl. IV, fig. 1.) Meckel signale, dans la corne d'Ammon, une disposition semblable.

Ces observations incomplètes ont été singulièrement étendues par MM. Causauvielh et Parchappe; mais on doit à M. le docteur Baillarger un beau travail qui a fait oublier tous ses devanciers. (*Mém. de l'Acad. roy. de méd.*, t. VIII, 1840.)

M. le docteur Baillarger admet, dans toute l'étendue des couches corticales, l'existence de six couches distinctes.

Ces couches, alternativement grises et blanches, se succèdent dans l'ordre suivant :

La première, c'est-à-dire la plus profonde, est de couleur grise; la deuxième est blanche, la troisième noire, la quatrième blanche, la cinquième grise; la sixième, enfin, est blanchâtre.

Les faits que M. Baillarger a signalés sont d'une exactitude irréprochable. J'ai varié mes préparations de toute manière, et toujours mes recherches ont confirmé les résultats qu'il a publiés.

Toutefois, je me suis assuré, par des préparations nombreuses, qu'aux couches qu'il a signalées il faut en ajouter une septième.

Cette couche, formée de fibres blanches, double dans toute son étendue le système des couches corticales. Ses fibres ne paraissent avoir aucun rapport d'origine avec les faisceaux rayonnants de l'axe. La vraie structure des couches stratifiées au-dessus d'elle est moins facile à découvrir.

En effet, si la distinction de ces couches est nettement exprimée quand on observe à l'œil nu des tranches amincies de la substance corticale, il n'est pas aussi aisé de découvrir, à l'aide du microscope, la raison de ces différences. Car, toute distinction s'efface alors, et l'œil n'aperçoit plus qu'un milieu diaphane traversé par des fibres d'une excessive ténuité.

M. Baillarger a essayé d'expliquer la formation des couches stratifiées, en supposant que les fibres rayonnantes qui pénètrent de toute part dans l'écorce du cerveau subissent toutes à la fois des renflements et des rétrécissements successifs. De là des lignes alternativement opaques et grises; les lignes opaques correspondant aux points renflés des fibres, les lignes grises transparentes correspondant, au contraire, aux séries des points rétrécis.

Notre habile anatomiste propose encore une autre hypothèse.

Suivant cette hypothèse, les couches opaques sont formées de fibres propres constituant des plans parallèles que séparent des couches de substance grise. Ces couches de fibres horizontales sont coupées à angle droit par les fibres rayonnantes. Les unes et les autres sont surtout visibles dans les couches corticales du lapin.

Toutes les probabilités me paraissent se ranger autour de cette dernière hypothèse; mais M. Baillarger n'a jamais employé de microscopes assez puissants pour qu'on puisse la regarder comme absolument démontrée. Quant à la première, les faits ne me permettent point de l'admettre.

Bien que les observations de M. Baillarger n'aient point complétement résolu la question, les faits qu'il a découverts n'en ont pas moins une haute importance.

Ces faits permettent de démontrer que les couches corticales constituent un système indépendant des fibres rayonnantes. Il y a entre ces couches et ces fibres un rapport d'harmonie. Il n'y a point un rapport de continuité, et, si j'ose le dire ainsi, les fibres rayonnantes de l'axe se comportent avec les couches corticales, comme les nerfs cutanés avec la peau.

B. Exprimons maintenant les faits à l'aide d'une comparaison grossière, mais faisant image.

Comparons l'écorce de l'hémisphère cérébral à une grande bourse portant une large ouverture. Cette ouverture donne passage à toutes les fibres qui pénètrent dans l'intérieur de la bourse, à toutes celles qui sortent de sa cavité

Ces fibres, attachées au noyau cérébral qui termine l'axe, ne forment point des rayons réguliers et uniformément étalés autour de lui; mais elles se réunissent en feuillets plus ou moins compliqués, plus ou moins flexueux, dont le limbe est plus ou moins divisé, plus ou moins profondément échancré. De ces feuilles, et surtout des parties les plus voisines de leur limbe, se détachent toutes les fibrilles nerveuses, qu'on peut suivre dans l'épaisseur des couches corticales.

La disposition de ces plans foliacés n'est point arbitraire; elle est, au contraire, dans ce qu'elle a de général, très-constante dans tous les animaux d'une même espèce; mais tantôt la feuille demeure simple, tantôt elle se divise en feuillets secondaires. Le limbe de la feuille est alors formé de plusieurs lames; on observe, à cet égard, des variétés nombreuses dans les divers animaux d'une même espèce. En général, ces variétés sont d'autant plus apparentes, que l'animal est plus élevé dans son groupe.

Dans les animaux inférieurs de chaque famille, les feuilles sont, en général, moins grandes, moins élevées que dans ceux qui occupent les premiers rangs. Quand les feuilles sont très-peu élevées, elles pénètrent, immédiatement et tout entières, dans l'épaisseur des couches corticales. Ces couches, appliquées sur le noyau cérébral et moulées, en quelque sorte, autour des ventricules latéraux, sont alors absolument lisses.

Mais, si les feuilles sont plus élevées, leur limbe soulève les couches corticales, et ainsi se forment dans ces couches des plis plus ou moins apparents, dont la disposition relative traduit assez fidèlement l'arrangement intérieur des feuillets fibreux.

Ainsi, qu'il y ait ou non des plis, l'arrangement des feuillets peut être le même. Les feuillets sont-ils peu développés, il n'y a point de plis; les feuillets s'élèvent-ils davantage, les plis se dessinent et se multiplient. *Ce n'est point là une différence essentielle.* Cette remarque est très-importante.

Quand les plis existent, on leur donne, en général, le nom de circonvolutions, *gyri seu convolutiones*. Ces dénominations sont impropres. Le nom de *procès entéroïdes, plis entéroïdes*, préféré par Malacarne et Rolando, est fort convenable; mais il ne s'applique parfaitement qu'au cerveau de l'Homme parmi les Primatès. A ces dénominations fausses ou insuffisantes je substitue le nom plus simple de *plis cérébraux*, qui convient à la description du cerveau de tous les Mammifères, et qui, d'ailleurs, présente un grand avantage, celui d'exprimer un fait et non une analogie plus ou moins éloignée, plus ou moins grossière.

Je me hâte de dire que ce nom de plis, *plicæ*, n'est point de mon invention; il est plusieurs fois employé par Willis dans sa belle anatomie du cerveau, et sur les pas d'un si grand maître je ne crains point d'être accusé de néologisme.

En résumé, 1° le sommet des plis répond au limbe des feuillets fibreux; les sillons plus ou moins profonds qui séparent les plis correspondent aux intervalles des feuillets.

2° Dans les points rentrants des plis, les couches corticales n'ont aucune adhérence avec les fibres qui émanent du noyau cérébral; au sommet des plis, au contraire, les fibres pénètrent dans les couches, et l'adhérence est intime.

Ainsi *les plis cérébraux indiquent, d'une manière fidèle, les séries des points où les fibres rayonnantes de l'axe sont en relation avec l'écorce du cerveau.*

Sous ce point de vue, l'étude des plis cérébraux intéresse éminemment le physiologiste, et leur disposition mérite d'être scrupuleusement examinée.

Je ne veux, pour le moment, aborder aucune de ces questions dangereuses de localisation des facultés, et de pluralité des organes. J'étudierai les plis en eux-mêmes. Puisqu'ils se développent régulièrement, je rechercherai le type le plus simple de leur arrangement. Puisqu'ils peuvent présenter des variations, je rechercherai suivant quelle loi ces variations s'expriment, m'efforçant sans cesse de distinguer avec le plus grand soin ce qui est essentiel et constant, d'avec ce qui est changeant et accessoire.

§ III.

Il suffit de comparer un cerveau de Singe avec un cerveau de Carnassier ou Ruminant, pour voir que les plis présentent, dans les différents ordres de Mammifères, des dispositions générales très-différentes.

Ces différences sont telles, qu'il serait imprudent d'établir des divisions parallèles et de rechercher des homologies. En effet, cette recherche n'a encore aucune base certaine, et nous ne croyons pas devoir l'aborder en ce moment.

Mais, si nous comparons entre eux les cerveaux des différentes espèces de Singes, les plis se développent à nos yeux dans tous ces cerveaux avec des ressemblances si évidentes, qu'il est, au premier abord, impossible de n'en être point frappé.

Si maintenant nous essayons la comparaison entre le cerveau de l'Homme et celui des Singes, nous retrouvons les mêmes ressemblances, les mêmes parties essentielles, la même disposition générale ; seulement il y a plus de simplicité dans les Singes et plus de complication dans l'Homme.

Or, à cause de ces analogies si évidentes, la complication du problème, dans l'un, peut être résolue, grâce à la simplicité du problème, dans les autres. C'est là une analyse dont les procédés n'ont rien d'artificiel et qui est fondée sur la nature même. J'ai donc conçu le dessein de m'élever ainsi à la connaissance des plis cérébraux de l'Homme (1).

---

(1) Les résultats auxquels je suis arrivé sont d'une telle simplicité, qu'ils rendront, j'ose du moins l'espérer, l'étude du cerveau humain plus facile. Mes vœux seraient comblés, si mes recherches inspiraient aux voyageurs anthropologistes l'idée de ne plus négliger la considération des plis cérébraux des races qu'ils étudient. C'est là une mine féconde et absolument neuve. En effet, le travail si renommé de M. Tiedemann, sur le cerveau du nègre, a peu ajouté à la partie positive de nos connaissances sur ce point. Les anatomistes ne croiront jamais que remplir des crânes de millet desséché, les peser vides et pleins, et juger, d'après cela, que l'équivalence du développement cérébral dans les différentes races soit un procédé digne de la science actuelle. Je ne sais si je me trompe ; mais le travail de M. Tiedemann m'a toujours paru, sous sa forme anatomique en apparence, cacher une intention politique.

Depuis quelques années un zèle louable s'est emparé des voyageurs, et la belle collection que M. le professeur

§ IV.

Avant d'entrer en matière, je dois dire quelques mots des auteurs qui m'ont précédé.

Quelques circonvolutions, plus simples et mieux dessinées que les autres, ont d'abord frappé l'attention des naturalistes.

Je citerai, en particulier, la circonvolution du corps calleux et les circonvolutions pariétales de la face externe, qui ont été assez bien figurées ou du moins indiquées par Vicq-d'Azyr, Sœmmering, Gall et Spurzheim, et quelques autres.

Mais ces essais, trop incomplets, ont été stériles; ils n'ont été l'occasion et le point de départ d'aucune description méthodique.

Tous les progrès que la science a faits sur ce point, dans ces derniers temps, datent du beau travail de M. Rolando (*dèlla struttura degli emisferi cerebrali, lett. il 18 di gennajo* 1829, dans *Mém. de l'Acad. roy. de Turin*, t. XXXV, p. 103).

Les circonvolutions, que ce célèbre anatomiste nomme, à l'exemple de Malacarne, *procès entéroïdes*, sont plus compliquées dans l'Homme que dans les animaux. Malgré cette complication, on peut déterminer leur position et leur figure.

Parmi les sillons qui séparent les *processus* entéroïdes, Rolando signale, en premier lieu, la scissure de Sylvius, qui sépare le lobe antérieur du lobe postérieur. Il décrit avec une grande exactitude les cinq processus rayonnants qui recouvrent, au fond de la scissure, l'insula de Reil. Il n'indique pas moins bien leurs rapports avec la marge de la scissure de Sylvius, dont les bords forment, à l'insula, une ceinture triangulaire.

De la partie horizontale du processus qui entoure la scissure de Sylvius naissent quatre processus presque verticaux. (*Mém. cit.*, tab. 1, 12, 13, 14, 15.) Les deux *processus* antérieurs se replient vers la région frontale et se continuent avec les *processus* entéroïdes, les uns circulaires, les autres repliés, qui occupent cette région.

Les deux processus verticaux postérieurs, l'un assez long, l'autre plus court, se con-

---

Serres a fondée au muséum d'histoire naturelle s'enrichit tous les jours de moules en plâtre pris sur nature et de crânes nombreux. Le jour viendra où la valeur de cette collection, si savamment ordonnée, sera appréciée de tous les hommes auxquels sont chers les intérêts de l'histoire naturelle. Ne pourrait-on pas suivre ce bel exemple? Des collections de cerveaux bien conservées auraient certainement un grand intérêt; des collections de moules en plâtre ne seraient pas moins précieuses, surtout si l'on prenait le soin d'y ajouter les moules *intérieurs* des crânes qui contenaient ces cerveaux : or, ces moules peuvent être obtenus aujourd'hui avec la plus grande perfection. — A ce sujet, je ne puis m'empêcher de dire ici quelques mots du procédé de moulage qu'un habile artiste, M. Stalh, a récemment découvert et mis en usage : un cerveau bien frais et encore entouré de ses membranes est plongé dans une solution de chlorure de zinc, marquant 25 degrés à l'aréomètre de Gay-Lussac; au bout de deux ou trois jours le cerveau est parfaitement durci. On le dépouille avec soin de ses enveloppes, et dès lors il peut être moulé en plâtre avec la plus grande exactitude. Il est bon de mouler non-seulement l'encéphale entier, mais encore un hémisphère isolé, afin de pouvoir étudier aussi les circonvolutions de la face interne. Des moules pareils, quand on ne veut étudier que la configuration extérieure du cerveau, sont quelquefois préférables, à cause de leur inaltérabilité, aux objets naturels eux-mêmes.

tinuent avec d'autres qui se dirigent en arrière et vont au lobe occipital. L'un de ces processus *descend* au-dessous de la scissure, et parcourt jusqu'à son sommet toute la longueur de la face externe du lobe moyen.

En outre, deux processus entéroïdes, visibles au sommet de chaque hémisphère, se dirigent en avant et en arrière, et vont se confondre avec ceux de la région frontale et de la région occipitale. Les processus de la région frontale présentent une grande irrégularité.

Tous les processus qui viennent d'être signalés parcourent la face externe de l'hémisphère. Ceux qui occupent la face interne offrent une disposition moins variable. L'un d'eux répand ses digitations au-dessus du corps calleux. Il était déjà connu de Vicq-d'Azyr. Rolando lui donne, à cause de sa figure, le nom de *processo cristato*, circonvolution crêtée.

Les processus qui sont au-dessus de la circonvolution crêtée méritent d'être considérés séparément; ils sont formés de fibres qui viennent des stries longitudinales de Reil. Rolando les nomme *processus des stries longitudinales*. Ces processus s'unissent avec ceux qui proviennent des fibres des pédoncules pour former le bord interne (bord supérieur) de l'hémisphère. Rolando signale aussi, mais sans les décrire, les circonvolutions qui sont situées en dehors du nerf olfactif sur les parties orbitaires des lobes frontaux.

Quelques sillons du lobe postérieur méritent une attention particulière. L'un est situé sur la face externe de l'hémisphère, l'autre sur la face interne, derrière la circonvolution crêtée. Un troisième sillon existe sur cette face interne; il se dirige, en arrière, vers le sommet du lobe postérieur, et correspond à l'éperon qui se trouve dans la corne postérieure du ventricule latéral.

La description que Rolando donne des circonvolutions est loin d'être complète. J'ajouterai que la marche qu'il a suivie se prête mal aux besoins de la comparaison; toutefois elle est tracée avec une grande fidélité, et c'est un mérite assez rare pour qu'on lui en fasse honneur. Ajoutons qu'à l'époque où son mémoire a été écrit on en était réduit aux idées de Gall et de Spurzheim, dont l'anatomie, faite au profit d'un système, ne mérite jamais une grande confiance.

Depuis Rolando, plusieurs anatomistes ont essayé de décrire les circonvolutions cérébrales. M. le professeur Cruveilhier, après avoir admis quelques-unes des opinions de Tiedemann sur la dégradation successive des circonvolutions, en donne une description nouvelle (*Anat. descript.*, t. IV, p. 658, 1836). Il reconnait l'impossibilité de déterminer leur nombre d'une façon absolue; toutefois, leur disposition générale présentant quelques points constants, il essaye de les décrire et d'imposer des noms à quelques-unes d'entre elles. — Les circonvolutions sont tour à tour étudiées sur la face interne, sur la face inférieure, et enfin sur la face externe de l'hémisphère.

A. Sur la face interne, M. Cruveilhier distingue :

1° La circonvolution du corps calleux. C'est, en partie, la circonvolution crêtée de Rolando (*Mem. cit.*, pl. II *bb*).

2° La circonvolution interne du lobe antérieur, avec son anfractuosité secondaire. Cette circonvolution enveloppe la précédente et correspond à ce que Rolando nomme *processi delle strie longitudinali di Reil* (*Mem. cit.*, pl. II *bb*).

3° La circonvolution et l'anfractuosité de la cavité digitale. Cette anfractuosité, indiquée par Rolando, est assez bien désignée dans le texte de son mémoire, mais l'est, à coup sûr, fort mal dans la planche (voy. pl. II *cc*). M. Cruveilhier donne aux circonvolutions qui limitent cette anfractuosité le nom de *circonvolutions de la cavité digitale ;* l'une d'elles appartient à la face interne du cerveau, l'autre à sa face inférieure.

B. Sur la face inférieure, M. Cruveilhier décrit des circonvolutions dont les unes appartiennent au lobe frontal, les autres au lobe postérieur. C'est ainsi qu'il signale, sur le lobe antérieur, 1° le sillon du nerf olfactif et ses deux circonvolutions marginales; 2° la circonvolution flexueuse, qui limite la scissure de Sylvius; 3° de petites circonvolutions et anfractuosités intermédiaires toujours fort irrégulières.

Les circonvolutions inférieures du lobe postérieur sont :

1° La circonvolution qui longe la grande fente cérébrale et continue la circonvolution du corps calleux; elle se termine au renflement cruciforme. Cette circonvolution, indiquée par Vicq-d'Azyr, a été également très-bien dessinée par Rolando, fig. 2 (*aa*). En dehors de cette circonvolution est une anfractuosité qui répond à la paroi inférieure de la portion réfléchie du ventricule latéral.

2° Les circonvolutions du lobe postérieur. Toutes ces circonvolutions partent de la circonvolution de la grande fente cérébrale. De la partie antérieure de cette circonvolution il en naît d'autres extrêmement flexueuses, qui vont former la corne sphénoïdale et se continuent avec les circonvolutions de la face externe.

C. Circonvolutions de la face externe. M. Cruveilhier les distingue en circonvolutions frontales, pariétales et occipitales :

1° Les circonvolutions frontales, au nombre de trois ou quatre, sont dirigées d'avant en arrière.

2° Les circonvolutions pariétales, au nombre de trois, se dirigent, en serpentant, de dedans en dehors, et viennent se continuer avec la circonvolution qui limite supérieurement la scissure de Sylvius. Ces circonvolutions répondent, en partie, aux procès verticaux de Rolando.

3° Les circonvolutions occipitales sont dirigées d'avant en arrière et partent de la circonvolution pariétale la plus postérieure ou du bord postérieur de la scissure de Sylvius.

Voilà, en résumé, la description que M. Cruveilhier donne des circonvolutions cérébrales de l'Homme. Cette description est bien comprise, et telle qu'on pouvait l'attendre d'un si habile anatomiste. Toutefois, on ne peut s'empêcher de regretter qu'il ait cru devoir ne donner des circonvolutions externes qu'une indication si sommaire. Nous ne devons pas omettre de rappeler ici cette remarque si importante et si juste, *qu'on retrouve dans les circonvolutions du cerveau de tous les hommes un type commun, quand on ne s'attache qu'aux dispositions générales; mais qu'elles manquent d'uniformité dans les détails, non-seulement dans les divers individus, mais encore sur les deux hémisphères d'un même cerveau.*

Nous n'attacherons pas une égale importance à la proposition suivante : « *Le volume des circonvolutions variables dans les divers individus, sous le point de vue de* « *la hauteur et de l'épaisseur, est toujours en raison directe du volume de l'hémisphère* « *cérébral.* »

Bien que M. Fréd. Arnold n'ait point essayé de décrire les circonvolutions cérébrales, il serait injuste, toutefois, de le passer sous silence. Les planches qu'il a données sont, à défaut d'une description, une source de renseignements précieux (*Fred. Arnoldi Tab. anat.*, fasc. 1; Turici, 1838). Ce célèbre anatomiste distingue ou plutôt admet quatre lobes dans l'hémisphère, 1° un lobe antérieur, 2° un lobe supérieur, 3° un lobe inférieur, 4° un lobe postérieur; mais il n'assigne point à ces lobes des limites précises.

En ce qui touche les circonvolutions, il a fort exactement représenté celles de la partie orbitaire du lobe frontal (tab. III, fig. 1, et tab. IV, 1) et celles du lobe temporal. Les circonvolutions frontales sont assez bien dessinées dans la planche 5, fig. 1; mais les circonvolutions pariétales et celles du lobe postérieur sont trop imparfaitement distinguées.

Nous citerons, en particulier, la figure 1 de la planche V. Cette figure serait fort bonne, si les circonvolutions voisines du sommet de la scissure de Sylvius y étaient mieux déterminées. Les circonvolutions du lobe antérieur sont très-exactement rendues; celles du lobe supérieur sont très-certainement bien copiées, mais le modèle était mal choisi.

La figure 2 de la même planche offre un exemple plus normal. Les circonvolutions postérieures sont bien indiquées. L'opercule du lobe antérieur a été enlevé pour montrer les circonvolutions de l'île (*gyri breves*).

Sur la face interne, M. Arnold dessine plus particulièrement la circonvolution forniquée et son crochet (*uncus gyri fornicati*); il signale fort exactement les stries longitudinales de Reil et de Rolando, ainsi que le petit faisceau cendré qui fait suite au corps godronné (voy. tab. VII, fig. 1 et 3). Enfin il donne (tab. VIII, fig. 3) une coupe fort remarquable de la corne d'Ammon.

Assurément, les planches de M. Arnold sont fort belles; mais, seules, elles sont loin de valoir un objet naturel : or M. Arnold n'a point essayé de décrire les choses qu'il a si bien copiées, en sorte qu'il n'a fait faire à la science aucun pas essentiel.

Peu de mois après M. Arnold, M. le docteur Leuret essayait, à son tour, de déterminer la nature et la position des circonvolutions cérébrales des Mammifères et de l'Homme (*Anat. comp. du cerveau*, 1839, t. I, p. 397). Son travail vise à une exactitude louable; malheureusement il semble avoir fait un grand abus de la comparaison, instrument dangereux et dont l'usage demande, en histoire naturelle, tant de précautions préalables. Cet anatomiste donne, d'ailleurs, du cerveau de l'Homme et du Papion des figures fort remarquables.

M. Leuret décrit ainsi les circonvolutions des Primatès (pl. 11, fig. 1, 2, 3, 4, 5).

Le Singe (on voit que M. Leuret distingue peu entre les Singes) a trois circonvolutions antérieures, trois postérieures, deux supérieures, une interne, et des circonvolutions sus-orbitaires.

La circonvolution interne (pl. XV, fig. 5, III) *ressemble assez en avant à celle du Renard*. Elle se porte à la partie antérieure du cerveau, où elle s'unit à la troisième circonvolution antérieure; ensuite elle se dirige en arrière sur le corps calleux, fournit une large expansion qui s'élève jusqu'aux circonvolutions supérieures (fig. 4. + S. +.), et (fig. 2. —. S. +.), puis elle descend en avant du cervelet, contourne la cuisse du cerveau et va reparaître en bas, tout à côté du nerf optique, sous la forme du lobe de l'hippocampe (fig. 3, I, et fig. 5, I).

Ce lobe n'est pas seulement en relation avec la circonvolution interne, il fournit, en outre, deux prolongements qui se portent au-dessus du cervelet, comme chez la *Loutre*, le *Marsouin* et quelques autres animaux dont le cervelet est, en grande partie, recouvert par le cerveau.

Sur la face externe on remarque la scissure de Sylvius déjetée en arrière par la présence de deux circonvolutions supérieures (fig. 4, SS, SS''), dont la postérieure se porte en haut et en arrière pour s'unir à la circonvolution interne, tandis que l'antérieure fournit trois circonvolutions qui se dirigent vers la partie antérieure du cerveau. (Ces circonvolutions répondent aux deux grands processus verticaux de Rolando et aux circonvolutions pariétales de M. Cruveilhier.) Entre ces deux circonvolutions il existe un sillon qui les sépare dans toute leur longueur, et *dont l'existence est aussi constante que celle de la scissure de Sylvius*. M. Leuret donne à ce sillon le nom de sillon de Rolando (1).

En arrière et au détour de la scissure de Sylvius sont trois autres circonvolutions (pl. XV, I P, II P, III P, fig. 4), dont les deux dernières ne sont distinctement séparées que chez les Singes, *plus élevés en intelligence que n'est le Papion*.

Telle est, assez en détail, la description de M. Leuret; il y a, dans cette description, des choses vraies, comme on devait s'y attendre, et en effet il est impossible qu'un si habile homme ait pu mal faire. Toutefois il a peu ajouté à ce que nous avaient appris

(1) On verra plus loin que M. Leuret a mal à propos exagéré l'importance de cette scissure.

Rolando et M. Cruveilhier. L'anfractuosité de l'ergot, si bien décrite par ce dernier savant, et qui est plus évidente encore dans les Singes que dans l'Homme, ne l'a pas occupé un seul instant. On remarquera que M. Leuret est fort succinct sur tout ce qui touche le lobe antérieur. Quant au lobe postérieur, il n'en dit absolument rien, et ses figures ne portent même, en cet endroit, aucune caractéristique ; en outre, il s'exagère singulièrement la valeur de certains caractères, par exemple celle du sillon de Rolando, qui, loin d'exister dans tous les Singes, est presque complétement effacé dans les Sagouins et manque absolument dans les Ouistitis ; en un mot, la description de M. Leuret est loin d'être complète, ce qu'il faut attribuer, sans doute, à l'impossibilité où il s'est trouvé de réunir un nombre de matériaux suffisant.

M. Valentin, se fondant sur les travaux iconographiques de ses devanciers, a essayé une nouvelle classification des circonvolutions du cerveau humain (*Encycl. anat.*, t. IV de la traduct. fr., p. 148, note 2, 1843). Cet essai n'est pas heureux, selon moi. Le moindre inconvénient de la méthode que ce célèbre anatomiste préfère est d'être extrêmement obscure, et, en augmentant la confusion, de rendre toute comparaison impossible. Au surplus, M. Valentin ayant fait de son travail l'objet d'une simple note, il y aurait une véritable injustice à donner à cet essai plus d'importance qu'il n'a cru devoir le faire lui-même. D'ailleurs, son livre étant entre les mains de tout le monde, il serait inutile de reproduire ici un travail trop succinct pour être résumé.

Passons à des travaux plus importants : nous retrouverons, dans le bel ouvrage de M. le docteur Foville, l'exactitude, la clarté et la véritable science des descriptions anatomiques. (Foville, *Traité complet de l'anatomie du système nerveux cérébro-spinal*, 1844, t. I, p. 191.)

Suivant ce célèbre nevrotomiste, il existe dans le cerveau quatre ordres de circonvolutions.

a. Circonvolution du premier ordre. — Cette circonvolution répond, en partie, au *processo cristato* de Rolando. M. Foville lui donne le nom de circonvolution de l'ourlet.

Elle confine successivement dans son trajet circulaire au corps calleux, au tronçon pédonculaire et enfin à la fente de Bichat.

b. Circonvolutions du second ordre.

La première s'élève sur le bord interne de la convexité de l'hémisphère, qu'elle contourne, suivant sa plus grande circonférence jusqu'à son extrémité postérieure, d'où elle revient, longeant la zone cérébello-temporale, se terminer en dehors de la tubérosité de la circonvolution du premier ordre sur la marge postérieure du quadrilatère perforé, à la marge antérieure duquel elle avait pris naissance.

La seconde naît, comme la première, sur la marge antérieure du quadrilatère perforé, mais à l'extrémité externe de cette marge antérieure. Elle forme successivement la lèvre antérieure, la lèvre supérieure et la lèvre postérieure de scissure de Sylvius, et se termine dans le sommet du lobe temporal.

c. Circonvolutions du troisième ordre.

Elles sont intermédiaires à la circonvolution du premier ordre et aux deux circonvolutions du second. Elles ne forment point de longues anses; leur disposition est rayonnante. Les unes occupent la face interne, les autres la face externe de l'hémisphère.

Parmi les circonvolutions du troisième ordre, M. Foville distingue, sur la face interne, 1° le groupe quadrilatère; 2° le groupe triangulaire, dont l'étendue est petite, mais qui ne manque jamais; 3° une ligne de troisième ordre qui se détache de la circonvolution de l'ourlet un peu plus près de sa tubérosité temporale, et se porte, au-dessous du groupe triangulaire, vers l'extrémité postérieure du cerveau; 4° M. Foville signale, en outre, des lignes circonvolutionnaires qui se détachent de la convexité de la tubérosité de l'ourlet et se portent obliquement en avant dans la grande circonférence, qu'elles atteignent, après un court trajet, tout près de l'extrémité antérieure du lobe temporal.

Sur la face externe de l'hémisphère, les circonvolutions du troisième ordre tapissent le fond de la scissure de Sylvius : ce sont les *gyri breves,* les circonvolutions de l'insula. M. Foville les décrit avec une grande exactitude.

d. Circonvolutions du quatrième ordre.

Les plus importantes, les plus riches de toutes dans l'encéphale humain; elles remplissent, sur la face convexe de l'hémisphère, l'intervalle que laissent entre elles les deux circonvolutions du second ordre.

Leur disposition générale est celle d'un réseau dont la plupart des lignes, anastomosées les unes avec les autres, serpentent dans l'intervalle des deux circonvolutions du second ordre. Elles sont les plus irrégulières de toutes, et n'ont aucune connexion directe avec la circonvolution du premier ordre; c'est là leur caractère essentiel.

Trois lignes principales ou traverses divisent l'espace compris entre les deux circonvolutions du second ordre.

La première est la traverse surcilière; la seconde est la traverse médio-pariétale, l'une des circonvolutions verticales de Rolando; la troisième est la traverse occipitale. Ces lignes séparent sur la face externe de l'hémisphère plusieurs régions, à savoir :

1° Le triangle orbitaire; 2° le triangle intermédiaire aux traverses surcilière et médio-pariétale; 3° l'espace compris entre la traverse médio-pariétale et la traverse occipitale; 4° enfin l'espace qui s'étend de l'extrémité postérieure de l'hémisphère au sommet du lobe temporal.

Il y a, entre ces régions et celles de la face interne de l'hémisphère, des correspondances remarquables, ainsi la traverse médio-pariétale répond au groupe quadrilatère; mais cette analyse nous conduirait beaucoup trop loin; et sur tout ce qui a rapport aux circonvolutions qui occupent l'aire de ces différentes régions nous devons renvoyer au bel ouvrage de M. Foville.

Il suffit de comparer avec attention la description de M. Foville à celles qu'on avait précédemment données des circonvolutions de l'Homme, pour voir avec quelle sagacité cet habile anatomiste a distingué dans le cerveau les choses constantes, des choses variables, les faits principaux, des faits secondaires. Malgré le nombre et la richesse des détails dans lesquels il a cru devoir entrer, l'idée dont il poursuit le développement est simple et immédiatement intelligible. On verra, plus tard, dans la suite de ce travail, combien sont justes et fondées la plupart de ses déterminations. Aussi, quand j'aurai, dans le cours de mes recherches, à décrire le cerveau humain, me bornerai-je à signaler plus particulièrement les faits que fait ressortir la comparaison des circonvolutions de l'Homme avec les plis cérébraux des Singes.

§ V.

Si l'histoire de l'anatomie est riche en travaux relatifs aux circonvolutions de l'Homme, il n'en est pas de même en ce qui touche aux circonvolutions des Primatès.

La première figure qu'on ait eue du cerveau du Troglodyte Chimpanzé est celle de Tyson (1). Cette figure ne peut rien nous apprendre sur le sujet qui nous occupe ici.

Gall et Spurzheim ont donné du cerveau de l'Orang et du Patas des figures qu'on dirait imaginées, tant elles sont inexactes. Elles méritent à peine d'être regardées.

M. Tiedemann a figuré le cerveau de l'Orang-Outang par la face dorsale et par la base. Ces figures sont bien supérieures à celles de Gall; mais elles sont loin d'être parfaites et ne peuvent être d'aucun usage.

M. Sandifort a dessiné à son tour la face dorsale du cerveau de l'Orang, et en outre il en a donné le profil externe; les plis cérébraux ne sont nullement indiqués sur ses figures.

M. Wrolick nous a donné le profil interne du cerveau d'un Orang-Outang; cette figure est une des meilleures que je connaisse.

Sur les circonvolutions du Chimpanzé on peut consulter les figures de Tiedemann qui sont fort imparfaites, et cependant je ferai remarquer que le beau travail de Rolando est fort antérieur à celui de Tiedemann.

On consultera, avec beaucoup plus d'avantage, les figures qu'ont données MM. Vander Kolk et W. Wrolik; les plis cérébraux du Chimpanzé y sont fort bien étudiés, malheureusement le cerveau qui leur a servi de modèle était profondément affaissé; aussi la forme générale du cerveau est-elle rendue, dans leurs planches, d'une manière

(1) Cette figure est reproduite dans la planche VI de l'atlas; elle a un grand intérêt historique, d'abord parce qu'elle est la première en date, et ensuite parce qu'elle a servi de base à certaines propositions de Buffon sur l'intelligence des animaux; mais nous reviendrons plus loin sur ce sujet.

tout à fait fausse. C'est une remarque nécessaire qui, dans le cas dont il s'agit, n'a rien de commun avec une critique.

M. Sandifort a publié deux figures du cerveau de l'*Hylobates syndactylus ;* ces figures sont très-préférables à celles que le même auteur a données du cerveau de l'Orang-Outang. Toutefois il y a, dans le détail de ces figures, des choses très-obscures.

Sur le cerveau des autres Primatès, nous citerons

Les figures de Tiedemann sur le *Pithecus sabæus*, le *Nemestrinus;* et le *Rhæsus;*

Un dessin au trait de M. R. Wagner, représentant le cerveau du Patas;

Les excellents dessins de M. Leuret sur le cerveau du Papion ;

Enfin une figure assez bonne de Tiedemann sur le cerveau du Saï Capucin et celle que M. Owen a donnée du cerveau du Midas.

DEUXIÈME PARTIE.

DESCRIPTION DES PLIS CÉRÉBRAUX

DANS LES PRIMATÈS.

§ VI.

Les dernières descriptions qui ont été données des circonvolutions de l'Homme sont, en général, si parfaites, qu'il me paraîtrait superflu d'y revenir, si j'avais pour unique objet de découvrir quelque mode nouveau de description facile; mais j'ai un tout autre but; mon dessein est de chercher, premièrement, quelles sont les limites naturelles des *groupes* principaux que forment dans l'Homme, les circonvolutions cérébrales, et, en second lieu, de déterminer suivant quelle loi, ces groupes et les plis qui les composent, se développent dans l'ordre des Primatès dont je sépare ici les Lémuriens que des analogies naturelles obligent impérieusement de ranger dans un autre groupe, à la tête des Chauves-Souris et des Insectivores.

Dans cette double recherche, l'Homme ne peut servir de point de départ. Il en est de même des derniers Singes, les Hapalinés. Dans le premier, la richesse du développement dissimule la simplicité primordiale du type; dans les derniers, la réduction des appareils cérébraux est poussée si loin, que nulle ligne circonvolutionnaire ne se dessine sur la surface des hémisphères. Ainsi, obscurité des deux parts; là à force de complication, ici par excès de simplicité. Les deux termes extrêmes de cette série ne peuvent donc servir de type à l'anatomiste.

Si l'on étudie avec soin l'ensemble des conditions essentielles qui font d'un être organisé le type anatomique de son groupe, on voit aisément que, de toutes ces conditions, la plus favorable est un état de développement médiocre dans lequel toutes les choses principales apparaissent avec une simplicité qui les fait aisément reconnaître. Tel est, en effet, le grand avantage de l'anatomie comparée; elle nous découvre la pensée qui a dominé la création des groupes naturels par une sorte d'analyse écrite par Dieu même; elle enchaîne l'esprit de l'observateur dans la voie d'une logique qui est celle de la nature, et conduit nécessairement à la vérité ceux qui, pleins de respect pour elle, ne se hâtent pas trop de conclure.

Ce sont ces raisons, trop simples pour n'être pas admises, qui m'ont conduit à préférer, comme type de ma description, un animal moyen de la série des Singes. Or M. de Blainville, mon illustre maître, ayant choisi, comme type ostéologique des Primatès, le *Pithecus sabœus,* c'est-à-dire le Callitriche, j'ai cru devoir suivre son exemple, et le cerveau du Callitriche me servira de point de départ.

§ VII.

LOBES ET PLIS DU CERVEAU DU CALLITRICHE.

La forme du cerveau du Callitriche est trop irrégulière pour être comparée avec justesse à toute autre chose qu'à un cerveau de Singe. C'est un corps ovoïde et convexe à sa partie supérieure, fort inégal à sa face inférieure, de laquelle s'élèvent deux grandes saillies auxquelles les anatomistes ont donné le nom de lobes temporaux. Entre cette face supérieure et la face inférieure il n'y a aucune limite naturelle et précise; aussi n'y a-t-il aucun avantage à les considérer séparément.

Une grande scissure médiane divise, comme dans l'Homme, la masse cérébrale en deux moitiés symétriques; on donne à ces moitiés du cerveau le nom d'hémisphères (*hemisphœria*).

Les deux hémisphères se touchent ou se correspondent par des surfaces dont la partie supérieure est, à peu de chose près, plane et régulière.

L'ensemble de la masse cérébrale étant ainsi divisé en deux moitiés égales et symétriques, nous retrouvons sur chacune d'elles une moitié de la face supérieure et une moitié de la face inférieure du cerveau.

Cette moitié de la face supérieure, réunie à toute la portion de la face inférieure qui est au devant du lobe temporal, constitue ce que nous appellerons, pour être bref, la *face externe de l'hémisphère*.

La portion de la face inférieure qui est au-dessous du lobe temporal s'unissant à la face médiane de l'hémisphère, forme ce que nous appellerons *la face interne de l'hémisphère*.

En d'autres termes, la face externe comprend, pour nous, tout ce que l'œil parcourant le cerveau de profil peut à la fois embrasser.

La face interne comprend tout ce qui est visible à la fois sur le profil médian de l'hémisphère.

Nous nommerons *bord supérieur* la ligne courbe suivant laquelle la face externe se réunit à la face interne au-dessus de l'hémisphère.

La ligne beaucoup moins régulière suivant laquelle ces deux faces se réunissent au-dessous du cerveau sera appelée, par une opposition naturelle, *bord inférieur* de l'hémisphère.

Le point où ces deux bords se réunissent en avant recevra le nom d'*extrémité antérieure ou frontale*.

Le point où ils se réunissent en arrière est, pour nous, l'extrémité postérieure de l'hémisphère, *extrémité occipitale*.

Je demande grâce pour ces dénominations. Je sais tout ce que ces divisions ont d'artificiel, mais je crois à peu près impossible d'en proposer de meilleures; le plus grand inconvénient, à mes yeux, eût été de les multiplier. Au surplus, le sens des expressions que j'emploie étant bien déterminé, elles seront, je l'espère, assez faciles à comprendre pour n'être point rejetées.

J'étudierai successivement les plis cérébraux de la face externe de l'hémisphère et ceux qui en occupent la face interne.

La couche corticale de l'hémisphère étant un tout partout continu, il ne faut point s'attendre à trouver, entre toutes les parties de ces plis, des délimitations parfaitement tranchées : ils se continuent, en effet, les uns dans les autres, en sorte qu'au premier abord leur distinction peut paraître artificielle. Cependant ils sont si constants, ils se reproduisent dans tous les animaux d'une même espèce avec une si grande analogie, qu'il est bien difficile de ne pas accorder à ces divisions une importance réelle. Dans les espèces inférieures, le mot *analogie* ne suffit plus; il faudrait dire *similitude*. En effet, comme Willis l'a remarqué avec beaucoup de justesse, il semble que les limites des variations s'agrandissent ou se rétrécissent, dans chaque groupe, en raison directe de la dignité de chaque espèce et du degré de son intelligence.

Les plis cérébraux du Callitriche sont très-simples, assez larges, à peine flexueux; les sillons qui les séparent sont, en général, très-profonds et descendent souvent jusqu'au noyau cérébral.

Leur description demande absolument le secours d'une figure.

§ VIII.

PLIS CÉRÉBRAUX DE LA FACE EXTERNE.

Deux scissures principales divisent la face externe de l'hémisphère.

I. La première scissure commence vers l'angle externe du champ olfactif. Elle se dirige transversalement en dehors, forme un coude, et, changeant de direction, sillonne la face externe de l'hémisphère, et monte vers son bord supérieur en s'inclinant plus ou moins en arrière. Cette scissure, grande scissure oblique, scissure de Sylvius, existe dans tous les Primatès. Elle apparaît dans le fœtus avant toutes les autres, elle persiste seule dans les derniers Singes; elle mérite donc une attention toute particulière.

Afin de rendre plus intelligibles les descriptions ultérieures, je donne à chacune de ses parties un nom particulier.

Le point où la scissure commence à l'angle externe du champ olfactif s'appellera *origine de la scissure de Sylvius.*

La partie de la scissure qui est intermédiaire à son origine et au point où elle se réfléchit sera nommée *portion transversale de la scissure de Sylvius.*

Je donne au point où la scissure s'infléchit pour devenir ascendante et oblique le nom de *coude de la scissure de Sylvius.*

La partie de la scissure qui est comprise entre son coude et son sommet est large et profonde. Si l'on écarte ses bords, on voit qu'elle se dilate singulièrement dans son fond, qui loge une saillie arrondie, elliptique, qui répond à ce que les anatomistes ont appelé l'étage inférieur du corps strié. Cette saillie, bien décrite par Rolando et par la plupart des anatomistes modernes, a reçu le nom d'*insula.* Nous lui donnerons un nom qui exprime sa véritable nature, et nous l'appellerons *lobe central.*

Le point où la scissure de Sylvius se termine sur la face externe de l'hémisphère est remarquable, nous le nommerons *sommet de la scissure de Sylvius.*

Les bords qui limitent la scissure de Sylvius recouvrent le lobe central en se rapprochant comme deux lèvres. La lèvre antérieure, ou, si l'on veut, la supérieure, plus développée que l'inférieure, a reçu le nom d'*opercule.* Nous donnerons à ces bords le nom de *lèvres de la scissure de Sylvius.*

II. La deuxième scissure principale est située en arrière de la précédente; elle naît d'une échancrure qui divise le bord supérieur de l'hémisphère et descend sur la face externe du cerveau, où elle se termine un peu au-dessus de son bord inférieur. Sa direction est presque verticale. Nous lui donnerons le nom de *scissure perpendiculaire.*

La scissure perpendiculaire divise en deux parties la face externe de l'hémisphère; l'une de ces parties est antérieure, l'autre postérieure.

La postérieure constitue ce que nous appellerons le *lobe occipital*.

L'antérieure est divisée en deux étages par la scissure de Sylvius.

L'étage supérieur comprend le *lobe antérieur* ou *frontal* et le *lobe pariétal;* nous indiquerons tout à l'heure la limite de ces deux lobes.

L'étage inférieur sera pour nous le *lobe temporo-sphénoïdal*.

Ainsi nous distinguons, sur la face externe de l'hémisphère, quatre lobes entourant le lobe central. M. Arnold a également distingué quatre lobes dans le cerveau de l'Homme, mais il n'en a point indiqué les limites.

Les délimitations que je propose sont précises; elles ne permettent aucune incertitude. Quant aux dénominations dont je me sers, il ne faudrait pas les prendre dans un sens trop absolu. Nous croyons, en effet, que le rapport des différentes parties de la surface cérébrale avec les trois vertèbres fondamentales du crâne n'est point un rapport nécessaire et rigoureux, du moins dans l'âge adulte de l'animal; toutefois ces dénominations nous ont paru préférables à toutes les autres.

Décrivons succinctement les plis cérébraux qui se dessinent sur les quatre lobes que nous avons admis.

1° *Plis du lobe frontal.*

Le lobe frontal est subdivisé en deux régions : l'une inférieure, plus ou moins concave, répond aux voûtes orbitaires de la face du crâne; je lui donne, pour cette raison, le nom de *lobule orbitaire*.

L'autre, supérieure convexe, répond à la partie frontale du coronal. Elle sera appelée, à cause de ce rapport, *lobule frontal*.

Le lobule orbitaire est limité en arrière par le champ olfactif et la portion transversale de la scissure de Sylvius. Le lobule frontal est limité en arrière par un sillon ascendant qui, dans le Callitriche, naît au-dessus du coude de la scissure de Sylvius et se termine dans le lobe frontal en s'infléchissant en avant. — Les plis du lobule orbitaire sont fort irréguliers; nous distinguerons, en premier lieu, les deux plis longitudinaux qui limitent le sillon du lobe olfactif. Ces deux plis sont beaucoup moins prononcés dans le Callitriche que dans l'Homme; ils ne sont bien visibles qu'en arrière.

En second lieu, plusieurs plis irréguliers séparés par deux sillons longitudinaux, réunis le plus souvent en forme d'H par un sillon transversal. Ces plis offrent des variétés si nombreuses, ils se ressemblent si peu sur les deux hémisphères d'un même cerveau, qu'à peine peut-on essayer de les décrire. Nous les nommerons *plis orbitaires*. Les plis du lobule frontal sont, au contraire, très-constants. Leur direction est horizontale; ils forment trois étages bien distincts, à savoir :

FIGURE 1re.

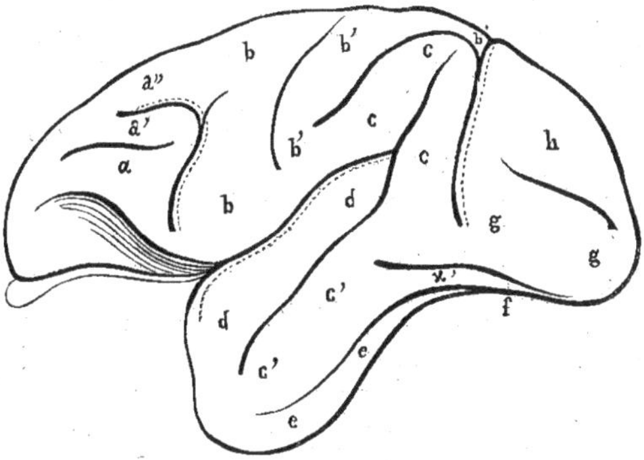

En *a l'étage surcilier, pli frontal inférieur.*
En *a' l'étage frontal moyen.*
En *a'' l'étage frontal supérieur.*

L'étage surcilier et le pli frontal moyen se réunissent à leur partie postérieure, et se terminent ensemble au-dessus du coude de la scissure de Sylvius. Le pli frontal supérieur se confond avec le pli antérieur du lobe pariétal.

2° *Plis du lobe pariétal.*

Deux plis très-remarquables appartiennent en propre au lobe pariétal. Leur direction est ascendante.

Le *premier pli ascendant b b* commence au-dessus du coude de la scissure de Sylvius; il monte presque verticalement sur la face externe de l'hémisphère et se confond, à la partie supérieure, avec le pli frontal supérieur.

Le *deuxième pli ascendant b' b'* monte, parallèlement au précédent, jusqu'au bord supérieur de l'hémisphère; là il s'infléchit brusquement, et se prolonge en arrière jusqu'à la scissure perpendiculaire. Ce pli, comme nous le verrons plus tard, est l'un des plus importants.

Les deux plis ascendants sont séparés l'un de l'autre par un sillon très-profond. Ce sillon, auquel M. Leuret a donné le nom de *sillon de Rolando,* est facile à reconnaître dans tous les Singes de l'ancien continent, mais il manque dans les Sagouins et les Hapalinés.

Les deux plis ascendants ont été connus de Vicq-d'Azyr; ils répondent aux deuxième et troisième circonvolutions verticales de Rolando. Je n'ai pu conserver ce nom de plis verticaux parce qu'ils sont souvent très-obliques, comme on peut le voir dans les figures que je donne du cerveau des Cynocéphales.

Un troisième pli appartient à la fois au lobe pariétal et au lobe temporo-sphénoïdal. Ce pli *c c* naît au devant de la scissure de Sylvius, vers le sommet de cette scissure. Il monte d'abord parallèlement au deuxième pli ascendant, mais il l'abandonne bientôt pour se recourber autour du sommet de la scissure et descendre dans le lobe temporal. Nous appellerons ce pli *pli courbe,* et nous le diviserons naturellement en deux parties, l'une *partie ascendante,* l'autre *partie descendante.*

La partie descendante est séparée de la scissure de Sylvius par un pli fort épais qui la borde postérieurement dans toute son étendue, et que nous nommerons pour cette raison *pli marginal postérieur d d.* Ce pli et la branche descendante du pli courbe marchent parallèlement dans toute leur étendue ; une scissure très-profonde les sépare. Cette scissure, qui est l'une des plus constantes, est parallèle à la scissure de Sylvius ; nous la nommerons, à cause de cela, *scissure parallèle.*

La partie descendante du pli courbe et l'extrémité infléchie du deuxième pli ascendant se disposent fort régulièrement sur une même ligne, et forment ainsi la lèvre antérieure de la scissure perpendiculaire. Cette disposition doit être signalée d'une façon toute particulière.

3° *Plis du lobe temporo-sphénoïdal.*

Ces plis, à peu près parallèles à la scissure de Sylvius, sont au nombre de trois, à savoir :

1° Le *pli temporal supérieur d.* Ce pli se continue directement avec le pli marginal postérieur et n'en est point distinct.

2° *Le pli temporal moyen c'.* Ce pli n'est autre chose que la partie descendante du pli courbe se continuant jusqu'au sommet du lobe temporal.

3° *Le pli temporal inférieur.* Ce pli, situé au-dessous du précédent *e e,* forme le bord inférieur du lobe temporal et réunit le sommet de ce lobe au sommet du lobe occipital.

Tels sont les plis du lobe temporo-sphénoïdal. Ce lobe, comme on le voit, n'a pas de plis qui lui appartiennent exclusivement. Ces plis sont, en effet, continus à ceux du lobe pariétal et du lobe occipital.

4° *Plis du lobe occipital.*

Le lobe occipital présente plusieurs plis dont la disposition, comparée à celle des plis frontaux, est extrêmement remarquable. En effet, de même que les plis frontaux, les plis occipitaux se développent, en général, dans une direction horizontale.

Ces plis, assez mal dessinés, forment, le plus souvent, trois étages superposés, séparés par deux sillons parallèles.

Nous distinguerons.

1° Le pli inférieur, *pli occipital inférieur f f*, borde inférieurement le lobe occipital, et se jette en avant dans le pli temporal moyen.

2° Le deuxième pli, *pli occipital moyen g g*, est fort épais; un pont très-grêle, passant au-dessous de la scissure perpendiculaire, réunit ce pli au pli temporal moyen.

3° Le troisième pli, *pli occipital supérieur h h*, est assez mal défini; c'est un étage, un lobule triangulaire dont les divisions ultérieures ne présentent rien de régulier, ainsi que nous le verrons par la suite.

Tels sont les plis de la face externe du lobe occipital dans le Callitriche; ces plis, comme on le voit, sont extrêmement simples, et leur description ne présente aucune difficulté.

L'étude du bord antérieur du lobe occipital présente plus d'intérêt.

En effet, si nous écartons avec précaution les lèvres de la scissure perpendiculaire, nous voyons que la lèvre postérieure, formée par le bord antérieur du lobe occipital, est mince, tranchante et appliquée sur la lèvre antérieure comme un opercule. Cet opercule, *opercule du lobe postérieur*, cache au fond de la scissure un système de plis dont l'importance est telle, qu'ils fournissent les caractéristiques les plus sûres à l'aide desquelles les cerveaux des différents Pithèques peuvent être distingués.

Je donne à ces plis le nom de *plis de passage*.

§ IX.

DES PLIS DE PASSAGE.

FIGURE 2.

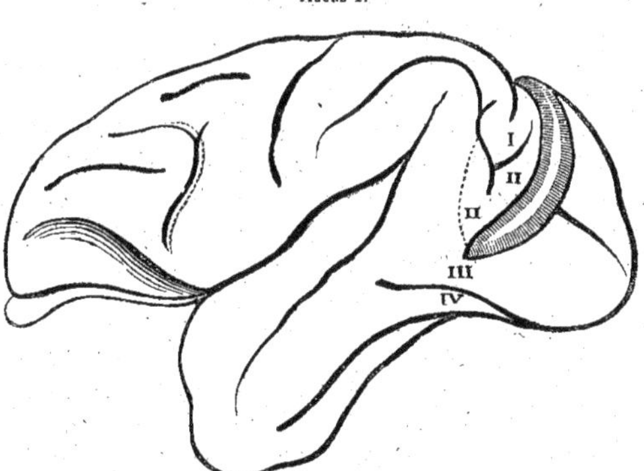

Il y a deux plis de passage profonds et cachés sous l'opercule.

Le supérieur passe du deuxième pli ascendant au sommet du lobe postérieur ; il forme, en dehors, un coude fort remarquable I (fig. 2).

Le second pli passe de la portion descendante du pli courbe au lobe postérieur II.

Si maintenant nous rappelons les plis superficiels III et IV qui réunissent au pli temporal moyen les deux plis occipitaux inférieurs, nous pourrons admettre quatre plis de passage que nous désignerons par les noms de *premier, second, troisième* et *quatrième plis de passage*, en comptant de haut en bas.

Dans le Callitriche, les deux plis supérieurs sont recouverts par l'opercule; les deux inférieurs sont superficiels.

Tels sont les plis de la face externe du cerveau dans le Callitriche.

§ X.

REMARQUES SUR LA SCISSURE DE SYLVIUS.

Afin de rendre notre description plus complète et plus utile, nous croyons devoir revenir sur quelques points relatifs à la scissure de Sylvius.

La lèvre antérieure de la scissure de Sylvius constitue dans tous les Singes un bord épais remarquable par sa saillie, mais dont les limites, comme pli cérébral, ne sont bien déterminées que du côté de la scissure. En avant, les limites de ce pli se confondent avec celles des plis frontaux, des plis ascendants et du pli courbe. Il n'en est pas de même de la lèvre postérieure qui forme un des plis les mieux prononcés et les plus constants dans les Primatès. Ce pli, s'unissant à la lèvre antérieure au sommet de la scissure, forme avec elle ce que M. Foville a appelé dans l'Homme la *circonvolution d'enceinte de la scissure de Sylvius*.

Dans beaucoup de cas, et cela a particulièrement lieu dans le Callitriche, le sillon parallèle remonte beaucoup plus haut que la scissure de Sylvius sur la face externe de l'hémisphère, et presque toujours alors le sommet de la scissure et de ses plis marginaux est caché sous la branche descendante du pli courbe. Je signale ce fait, parce qu'il se rattache, en général, à un grand développement du lobe postérieur, et sous ce point de vue il paraîtra avoir quelque importance. Il était, d'ailleurs, nécessaire de prévenir une erreur qu'une observation superficielle pourrait amener; en effet, dans le cas dont il s'agit, la scissure de Sylvius forme un tel angle avec la partie supérieure du sillon parallèle, qu'elle semble se continuer avec lui et se prolonger ainsi jusqu'au bord supérieur de l'hémisphère. Cette remarque suffira pour prévenir ces fausses interprétations. Nous verrons, d'ailleurs, que la disposition que nous signalons ici étant sujette à des variations régulières, elle peut fournir un certain nombre de caractères importants.

Un autre point qu'il importe de remarquer dans l'histoire du développement cérébral est relatif à la mesure de l'angle que forme la scissure de Sylvius avec la ligne qui mesure la plus grande longueur de l'hémisphère. L'impossibilité de trouver des points de repère parfaitement fixes dans tous les Singes m'a fait renoncer à donner des mesures numériques de cet angle; nous reviendrons, plus tard, sur ce sujet, et nous verrons, en comparant le cerveau des Primatès, à quelles conséquences conduisent les mesures approximatives.

§ XI.

PLIS DE LA FACE INTERNE.

FIGURE 3.

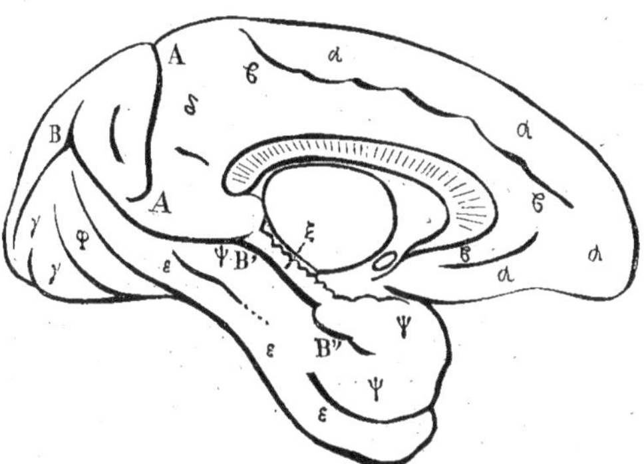

La face interne de l'hémisphère est remarquable par la présence de la grande ouverture où s'engagent les faisceaux divergents ou convergents du noyau de l'encéphale.

Cette ouverture a la forme d'un triangle à angles tronqués et arrondis.

La base du triangle est tournée en haut; elle est bordée par le corps calleux.

Son bord antérieur regarde en avant et en bas; il répond aux piliers du corps calleux, je veux dire à ses pédoncules (Vicq-d'Azyr).

Son bord postérieur regarde en arrière et en bas. La bandelette des piliers postérieurs de la voûte lui sert de frange ou d'ourlet.

Enfin le sommet du triangle dirigé en bas répond à peu près à l'angle interne du champ olfactif ou quadrilatère perforé.

Tous les plis cérébraux de la face interne sont disposés, suivant des directions diverses, autour de cette ouverture.

Parmi les sillons qui séparent ces plis, nous distinguerons deux scissures principales :

L'une A descend du bord supérieur de l'hémisphère et s'arrête au niveau du bord postérieur du corps calleux. Nous la nommerons *scissure perpendiculaire interne*. Elle correspond, en effet, à la scissure perpendiculaire externe.

L'autre B B' B'' s'étend de l'extrémité postérieure de l'hémisphère au sommet du lobe temporal.

Le fond de cette scissure refoule dans l'intérieur des ventricules leur paroi interne, et par là donne lieu à des saillies intraventriculaires, à des collines arrondies, auxquelles on a donné le nom d'*hippocampes*. Nous appellerons, pour cette raison, cette scissure *scissure des hippocampes*.

Toute la partie de la scissure des hippocampes qui est comprise entre B et B', c'est-à-dire entre le sommet du lobe postérieur et le genou postérieur du corps calleux, est large et profonde ; elle répond à l'ergot de la cavité ancyroïde. La portion de la scissure qui est comprise entre B' et B'' est, au contraire, étranglée, et son fond est oblitéré, circonstance qui se rattache à l'un des points les plus curieux de l'histoire de la circonvolution des hippocampes. Vicq-d'Azyr et, dans ces derniers temps, M. Arnold ont donné sur ce point d'excellentes figures.

Dans le Callitriche, la scissure des hippocampes est fort relevée à sa partie supérieure, où elle se termine en se bifurquant. *La branche de bifurcation supérieure est plus courte que l'inférieure ;* ce point, comme on le verra plus tard, n'est pas sans importance.

A sa partie antérieure, c'est-à-dire dans tout l'intervalle compris entre le genou postérieur du corps calleux et le sommet du lobe temporal, cette scissure est peu visible ; il faut un peu d'attention pour la découvrir. En dedans, c'est-à-dire du côté de la grande scissure médiane du cerveau, elle est limitée par ce large pli auquel Vicq-d'Azyr a donné le nom de *circonvolution à crochet*. Mais en dehors, je veux dire du côté de la cavité de l'hémisphère, sa limite n'est plus constituée que par un tractus moniliforme de la substance corticale, auquel les anciens ont imposé le nom de *corps godronné*. Ce tractus est fort mince et soutenu, dans toute son étendue, par la bandelette de la voûte à trois piliers ; il forme le limbe de la couche corticale, dans toute l'étendue du bord inférieur de l'ouverture des ventricules.

La scissure perpendiculaire et la scissure des hippocampes, à sa partie supérieure, divisent d'une façon très-simple la face interne de l'hémisphère cérébral.

Toute cette partie de la face interne, qui est située au-dessus du corps calleux et de la partie postérieure de la scissure des hippocampes, est divisée en deux régions bien distinctes par la scissure perpendiculaire interne.

L'une de ces deux régions est antérieure ; elle répond à la fois au lobe frontal et au lobe pariétal.

L'autre est postérieure ; elle répond à la partie supérieure du lobe occipital. Nous lui donnerons le nom de *lobule occipital interne*.

Cette partie de la face interne de l'hémisphère, qui est située au-dessous de l'ouverture cérébrale et de la partie postérieure de la circonvolution des hippocampes, répond à la fois au lobe temporal et à l'étage inférieur du lobe occipital.

Nous distinguons ainsi, sur la face interne de l'hémisphère,

1° Le lobe fronto-pariétal,

2° Le lobule occipital interne,

3° Le lobe occipito-temporal.

Les plis cérébraux qui occupent la surface de ces lobes sont, en général, très-simples et d'une description facile.

Plis du lobe fronto-pariétal.

Le lobe fronto-pariétal est divisé en deux plis fort simples par un sillon $\beta\beta$—$\alpha\alpha$, dont la direction reproduit assez fidèlement la courbe du corps calleux. En avant, ce sillon est toujours interrompu dans le Callitriche. Nous le nommerons *grand sillon du lobe fronto-pariétal*. L'un des deux plis que ce sillon distingue confine au corps calleux; au-dessus du genou postérieur du corps calleux, il s'élargit et s'élève jusqu'au bord supérieur de l'hémisphère. Nous nommerons, avec M. Foville, cette partie élargie *lobule quadrilatère* δ.

Au-dessous du genou postérieur du corps calleux, ce pli se rétrécit brusquement, dégénère en un cordon grêle, mamelonné, et constitue alors le *corps godronné* des anatomistes. Ce cordon se termine au sommet du lobe temporal. Ce pli borde ainsi, dans toute son étendue, l'ouverture de l'hémisphère; mais sa partie antérieure et sa partie supérieure appartiennent seules au lobe fronto-pariétal. La partie inférieure du pli, c'est-à-dire le corps godronné, est une dépendance du lobe temporal. Les relations de la partie supérieure de ce pli ont été bien connues des anatomistes. Sœmmering, Vicq-d'Azyr, Rolando, Arnold et M. Foville l'ont fort bien figurée. C'est la circonvolution crêtée de Rolando. M. Foville, considérant le rapport de ce pli avec les bandelettes de Reil, lui a donné le nom de *circonvolution de l'ourlet;* ce sera, pour nous, *le pli du corps calleux, pli de la zone interne*.

Le deuxième pli, *pli de la zone externe*, enveloppe le précédent, et se termine, en arrière, au sommet du lobule quadrilatère. Ce pli forme, en avant, la marge de l'hémisphère ; il se réunit, le long de son bord supérieur, à tous les plis de la face externe du lobe pariétal et au pli frontal supérieur.

Plis du lobule occipital.

Le lobule occipital est presque vertical et fort étroit dans le Callitriche ; une incisure médiane, à peine indiquée, semble le diviser en deux plis très-simples. Deux plis de passage l'unissent au lobule quadrilatère. L'un de ces plis, *pli de passage supérieur interne*, descend du sommet du lobule quadrilatère et remonte au sommet du lobule occipital, où il se termine en s'unissant au pli de passage supérieur externe. Ce pli est caché dans le fond de la scissure perpendiculaire.

L'autre pli, *pli de passage inférieur interne*, unit l'extrémité inférieure du lobule occipital à la base du lobule quadrilatère. Ce pli est superficiel et forme une partie du bord supérieur de la scissure des hippocampes.

Plis du lobe occipito-temporal.

Des scissures linéaires, souvent interrompues, divisent la face interne du lobe temporal en plusieurs plis parallèles.

Nous distinguerons en $\xi\ \xi$ le pli godronné, *pli temporal supérieur interne;* en $\psi\ \psi$, le pli unciforme, *pli temporal moyen interne.* Ce pli commence, en arrière, par une extrémité déliée, et forme dans toute son étendue la marge inférieure de la scissure des hippocampes.

En avant il s'élargit, et se renfle, au sommet du lobe temporal, en un lobule arrondi duquel naît un petit crochet qui se recourbe en arrière et se confond avec l'extrémité du pli godronné et de la bandelette demi-circulaire. Nous donnerons au lobule le nom de *lobule de l'hippocampe.* Le crochet qui le suit sera naturellement appelé le *crochet de l'hippocampe.*

Les plis que nous venons de décrire sont propres à la face interne de l'hémisphère. Les plis que nous allons indiquer appartiennent à la fois à sa face interne et à sa face externe.

Ainsi le pli $\varepsilon\ \varepsilon\ \varepsilon$ qui suit au-dessous du pli temporal moyen interne toute la longueur du lobe occipito-temporal répond au pli temporal inférieur *e e* de la face externe.

Le pli $\Phi\ \varphi$ est l'origine du pli occipital inférieur externe *f f.*

Enfin le pli $\gamma\ \gamma$ répond au pli occipital moyen externe *g g.*

Ces trois plis, se réunissant en B, forment une sorte de valvule qui s'élève entre la scissure des hippocampes et sa branche inférieure de bifurcation. Je voudrais trouver des expressions plus convenables, plus intelligibles, plus simples surtout ; mais, sans le secours du dessin, toute description anatomique est stérile. Le dessin crée devant les yeux ce que la parole ne peut qu'indiquer. J'invoque donc à chaque instant le secours des figures. Un cerveau naturel ou un moule bien fait seraient encore préférables.

§ XII.

Tels sont les plis cérébraux du Callitriche. Je les ai décrits avec un soin et un détail peut-être fastidieux; mais l'uniformité du plan d'organisation cérébrale dans les Primatès est si grande, que cette description, bien comprise, conviendra, dans sa généralité, à tous les animaux de cette série, en sorte que, dans chaque genre, nous n'aurons plus à noter que des différences légères. Afin de rendre les comparaisons plus faciles, j'ai employé, dans la planche XII, un moyen dont l'illustre Cuvier a longtemps fait usage, et qui m'a souvent été d'un grand secours dans mes démonstrations, lorsque j'avais l'honneur de suppléer M. de Blainville au muséum d'histoire naturelle. J'ai colorié en couleurs diverses, dans mes figures, les différentes régions cérébrales. Je n'avais d'abord appliqué cette méthode qu'à quelques moules en plâtre que je me proposais d'examiner. M. Laurillard, à qui j'avais eu l'honneur de soumettre les essais que je faisais d'une méthode qu'il a si souvent et si habilement employée, eut la bonté de les approuver, et me donna en même temps le conseil de colorier aussi les figures qui accompagnent ce mémoire. La facilité avec laquelle les comparaisons s'établissent par ce moyen fera comprendre la valeur de cette idée, qui sera, je le pense, goûtée par les anatomistes.

Dans tous les cerveaux qui ont été représentés pl. XII, les teintes sont ainsi réparties:

Le lobule orbitaire est blanc.

Le lobule frontal est rose, et son étage supérieur est rouge.

Le lobe pariétal est vert.

Le lobe temporo-sphéroïdal est jaune.

Le lobe occipital est violet.

Les plis de passage sont blancs.

Ces indications caractérisant immédiatement les éléments de chaque figure, je n'aurai besoin que rarement de recourir aux indications littérales, qui embarrassent la description et nuisent à la conception synthétique des choses.

Le Callitriche, envisagé comme type, sera le point de départ de toutes mes descriptions ultérieures. Nous étudierons, dans l'ordre ascendant, les Guenons, les Semnopithèques et les Gibbons, et dans l'ordre descendant les Macaques et les Cynocéphales.

§ XIII.

PLIS CÉRÉBRAUX DES GUENONS.

Le cerveau des Guenons est, en général, semblable à celui du Callitriche. L'hémisphère est, en général, un peu atténué et saillant à ses deux extrémités. Le lobe occipital externe est grand, triangulaire et *plus long que haut*. Le lobe frontal est long, mais très-déprimé, et, ce qui est en rapport avec la réduction dans le sens vertical des loges frontales du crâne et l'élévation des voûtes orbitaires, les plis de ce lobe son très-simples et leurs incisures très-peu nombreuses.

Le lobe pariétal présente un développement moyen; la scissure de Sylvius est, en général, très-relevée; son sommet est presque toujours caché par la branche descendante du pli courbe. Les deux branches de ce dernier pli forment un angle très-serré, très-aigu, dont le sommet s'élève souvent jusqu'au bord supérieur de l'hémisphère.

Le lobe temporo-sphénoïdal est très-saillant.

Les plis considérés en eux-mêmes présentent peu de différences dans les espèces; ils sont un peu plus riches dans la *Mone*, surtout dans la partie frontale de l'hémisphère, que dans le *Callitriche*, le *Malbrouck* et le *Grivet*. Le pli frontal supérieur présente des incisures secondaires dont la direction est, d'ailleurs, difficile à déterminer. En revanche, les plis inférieurs sont moins distincts que dans le *Callitriche*.

Il arrive fréquemment que le pli ascendant antérieur est divisé en deux étages par une incisure transversale; cela a lieu en particulier dans la *Mone;* souvent aussi les deux étages supérieurs du lobe occipital sont confondus par suite de l'absence de la scissure qui les sépare ordinairement dans le *Callitriche*.

Mais ces différences n'ont aucune valeur caractéristique parce qu'elles varient de la manière la plus irrégulière; quoi qu'il en soit, les plis cérébraux paraissent un peu plus riches dans la *Mone* que dans le *Callitriche*. (*Voy.* pl. V, fig. 4 et 9.)

Les plis de passage externes sont fort semblables, dans toutes les *Guenons*, aux plis de passage du *Callitriche*, et les deux plis supérieurs sont constamment cachés par l'opercule du lobe postérieur; mais il y a beaucoup de variations dans le degré de développement du pli supérieur externe. Ce pli, en effet, se confond souvent avec le pli de passage supérieur interne; ces différences, qu'aucune loi ne régit, sont très-difficiles à exprimer. Toutefois il y a un fait général sur lequel nous devons, dès à présent, insister, c'est que le pli supérieur, qu'il soit distinct du pli interne ou confondu avec lui, *apparaît toujours sur la face externe de l'hémisphère, au-dessus du deuxième pli de passage*.

Ce dernier pli est, en général, très-court, peu saillant, à peine reconnaissable dans quelques cerveaux. Je ne connais, jusqu'à présent, dans la série des *Guenons*, que le cerveau du *Patas* où ce pli soit bien développé; cette particularité et la longueur relative du lobe pariétal rapprochent singulièrement le cerveau du *Patas* de celui des *Macaques*; mais, en revanche, la longueur caractéristique du lobe frontal dans le *Patas* établit une différence irrécusable.

La face interne de l'hémisphère des *Guenons* est surtout remarquable par la courbure que présente la scissure des hippocampes. Cette scissure est *toujours très-relevée à sa partie supérieure*, en sorte que le lobule occipital interne est presque toujours très-petit, étroit et refoulé en haut.

Les plis de passage interne sont assez épais dans certaines espèces; le lobule quadrilatère est bien défini, mais, en général, à peu près lisse. Telles sont les particularités les plus saillantes que présente cette face interne; nous verrons, plus tard, comment on peut tirer de ces particularités des caractères intéressants.

§ XIV.

PLIS CÉRÉBRAUX DES SEMNOPITHÈQUES.

Si des *Guenons* proprement dites nous passons aux *Semnopithèques* de M. Frédéric Cuvier, nous verrons de nouveaux faits justifier encore l'établissement de ce sous-genre si intéressant sous tant de rapports.

Lorsque ce Mémoire fut présenté, en 1850, à l'Académie des sciences, je n'avais pu étudier que le cerveau de l'*Entelle*. La collection du muséum ne possédait le cerveau d'aucun autre Semnopithèque. Les *Colobes* d'Afrique n'y sont point encore représentés. Je signale cette lacune au zèle des voyageurs ; j'espère que je ne l'aurai point fait en vain.

Dans cette grande disette où je m'étais trouvé, j'avais cru qu'on ne me ferait pas un crime de généraliser les conséquences d'une observation particulière, et, après avoir décrit le cerveau de l'*Entelle*, de juger par analogie de tous les autres *Semnopithèques* et même des *Colobes*. Des observations ultérieures, disais-je, montreront si ces analogies m'ont bien ou mal inspiré.

J'ai eu, depuis cette époque, l'occasion d'examiner un cerveau de Semnopithèque maure (*S. maurus*, *voy.* pl. IV, fig. 10, 11 et 12) et celui du Semnopithèque nasique (*Nasalis larvatus*, *voy.* pl. V, fig. 1 et 2). L'étude de ces cerveaux a justifié ce que j'avais annoncé; ainsi, jusqu'à présent du moins, mes présomptions ont été confirmées. C'est donc avec confiance que je reproduis ici ma première description.

Dans son ensemble, le cerveau des *Semnopithèques* rappelle celui des *Guenons;* toutefois il est impossible de le confondre avec le cerveau des *Cercopithèques :* en effet,

1° Il est plus globuleux; le lobe frontal est plus élevé, plus arrondi, plus développé dans tous les sens. En se développant ainsi, le lobule frontal s'est avancé vers les parties postérieures du cerveau ; il a refoulé en arrière les plis ascendants du lobe pariétal; ces plis, fort simples d'ailleurs, sont, en conséquence, plus inclinés que cela n'a lieu dans les Guenons et couchés dans la direction de la scissure de Sylvius (*voy.* pl. IV, fig. 9).

Le pli courbe suit le même mouvement. Son sommet, refoulé en arrière, n'est plus aigu comme dans les Guenons; il est moins élevé et décrit une courbe arrondie; enfin sa branche descendante est plus large, plus épaisse à sa racine, qui se développe et présente un renflement faible, il est vrai, mais assez visible.

La scissure de Sylvius et ses plis marginaux, entraînés dans le même sens que les plis pariétaux, s'inclinent davantage en arrière; ainsi son angle s'agrandit. Tous ces faits sont la conséquence et l'indice d'un grand développement du lobe frontal ou du lobe pariétal.

En revanche, le lobe occipital est fort réduit; deux scissures profondes le divisent. L'une sépare l'étage moyen de l'étage supérieur; elle répond à une scissure analogue dans le *Callitriche*. L'autre divise l'étage supérieur et se réunit en avant à la précédente, en formant avec elle un angle très-aigu. Ces différences sont caractéristiques et méritent d'être signalées; d'ailleurs, ce lobe conserve à peu près la forme qu'il a dans les *Cercopithèques*, il est plus long que haut.

Ces faits suffiraient pour donner au cerveau de l'*Entelle* un caractère tranché, une physionomie toute particulière.

Mais à ces faits il s'en ajoute deux autres dont la valeur, dont la signification sont plus frappantes encore.

Ainsi, 1° dans les *Guenons*, le sommet de la scissure de Sylvius est caché, le plus souvent, sous le pli courbe; dans le *Semnopithèque entelle*, le sommet de la scissure de Sylvius se développe librement; il est à découvert dans toute son étendue.

2° Dans les *Guenons*, le premier pli de passage et le second pli sont cachés sous l'opercule du lobe postérieur. Dans les *Semnopithèques*, le pli de passage supérieur est large, développé et entièrement superficiel; aussi, la scissure étant complétement oblitérée dans ce point, l'opercule manque à sa partie supérieure. Le deuxième pli de passage est à peine saillant et caché sous l'opercule.

Ces faits, dont on comprendra tout à l'heure l'importance, doivent être signalés ici avec une insistance toute spéciale.

Telles sont les particularités intéressantes que présente la face externe du cerveau de l'*Entelle*.

J'ai le regret de n'avoir pu décrire la face interne de l'hémisphère, les intérêts de la collection du muséum ne m'ayant point encore permis de diviser un cerveau d'*Entelle* pour l'examiner en détail.

Mais l'étude de la face externe seule a pu nous conduire à des résultats assez remarquables.

Dans les *Guenons*, le lobe postérieur semble anticiper sur la région fronto-pariétale; il recouvre le pli supérieur de passage, comprime le pli courbe, le refoule en avant au point de le pousser fréquemment au-dessous du pli marginal et du sommet de la scissure; en un mot, le développement du lobe postérieur semble lutter victorieusement contre le développement des lobes antérieurs de l'hémisphère.

Dans les *Semnopithèques*, au contraire, l'avantage passe, dans cette sorte de lutte, au lobe antérieur. Le lobe frontal pousse en arrière le lobe pariétal, et celui-ci refoule, à son tour, le lobe occipital, dont l'opercule s'atrophie visiblement.

La valeur de ces faits paraîtra, je l'espère, évidente à tous les anatomistes.

Maintenant, serai-je accusé de hardiesse si je conclus du cerveau de l'*Entelle*, du *Semnopithèque maure* et du *Nasique* au cerveau des Semnopithèques supérieurs et du *Soulili?* Je prévois:

1° Que le pli frontal supérieur simple dans l'*Entelle* est subdivisé, dans le *Soulili*, par des incisures secondaires ;

2° Que le deuxième pli ascendant présente à sa partie supérieure un indice de division compliquée ;

3° Que la racine de la branche descendante du pli courbe est plus large et peut être divisée par un petit sillon.

En soumettant ces prévisions au jugement des naturalistes je n'imagine point, je conclus 1° d'après la position zoologique du *Soulili*, 2° d'après les lois connues du développement cérébral.

En un mot, les seuls témoins irrécusables, les faits, me manquant, j'écoute le témoin douteux de l'analogie, et j'invoque son témoignage après l'avoir discuté.

Une transition sentie par les zoologistes conduit, par des degrés presque insensibles, des *Semnopithèques* aux *Gibbons*.

Ainsi, à certains égards, le *Soulili* rappelle les *Gibbons;* c'est un Gibbon pourvu d'une longue queue. Un examen superficiel fait apercevoir ce rapport; une étude plus approfondie le confirme. Cette grande analogie n'est pas moins évidente dans la disposition des plis cérébraux.

§ XV.

PLIS CÉRÉBRAUX DES GIBBONS.

La collection du muséum ne possédait, en 1850, aucun cerveau de Gibbon adulte ; cette lacune a été longtemps pour moi le sujet d'une grande inquiétude. En effet, aucune figure ne peut remplacer complétement, dans des études de ce genre, un objet naturel.

M. Sandifort a publié, il est vrai, il y a quelques années, une figure du cerveau d'un *Gibbon syndactyle;* mais j'avais de graves soupçons relatifs à son exactitude. La figure que M. Sandifort a donnée dans le même travail d'un cerveau d'*Orang-Outang* éveillait en moi le sentiment d'une défiance involontaire; d'ailleurs, malgré la supériorité évidente du dessin qui représente le cerveau du *Gibbon,* une sorte d'hésitation générale dans les contours, l'absence complète de distinctions précises entre les divisions principales et les divisions secondaires des groupes circonvolutionnaires me laissaient dans l'impossibilité d'interpréter convenablement ce dessin, et, après l'examen le plus attentif, mon incertitude demeurait entière. (*Voy.* pl. IV, fig. 1 et 2.)

Heureusement, fort de l'assentiment de l'illustre directeur du muséum d'histoire naturelle, M. Chevreul, et aidé par l'inépuisable complaisance de M. Laurillard, j'avais pu, pour les points essentiels, suppléer à ce qui me manquait.

Un fœtus de *Gibbon* presque à terme, rapporté de Java par M. Diard, fut mis à ma disposition.

J'ouvris avec précaution le crâne sur le côté gauche; les membranes furent enlevées avec un soin scrupuleux. La substance du cerveau était profondément altérée: néanmoins je pus étudier et figurer les surfaces dont l'intégrité avait été parfaitement conservée.

J'ai le regret de ne pouvoir indiquer l'espèce du Gibbon apporté par M. Diard. J'ai le regret plus grand de ne pouvoir donner qu'une figure incomplète pour deux motifs: 1° parce que l'état pulpeux du cerveau ne m'a point permis de l'extraire de la boîte céphalique; 2° parce que dans ce cerveau incomplétement développé plusieurs plis n'ont point encore apparu.

Toutefois notre examen, borné par tant de conditions défavorables, nous découvre des faits essentiels et caractéristiques.

Nous remarquerons, en effet,

1° L'obliquité et l'inclinaison en arrière des plis pariétaux, la grandeur singulière du deuxième pli ascendant;

2° Le volume du pli supérieur de passage, qui est énorme et complétement à découvert (*voy*. pl. IV, fig. 3);

3° Le grand développement des plis marginaux de la scissure de Sylvius, dont le sommet est libre et superficiel;

4° L'origine du pli courbe qui naît très en arrière, au niveau du sommet de la scissure de Sylvius, et dont le sommet est encore plus abaissé que dans l'*Entelle* (pl. IV, fig. 3);

5° La profondeur des plis du lobe postérieur, qui, malgré le jeune âge de l'animal, est relativement plus réduit encore que dans l'*Entelle*.

Tous ces faits sont déjà bien apparents dans les *Semnopithèques*, qu'ils distinguent des *Cercopithèques* ou *Guenons*; mais ils se développent dans le *Gibbon* avec une évidence plus grande, et les différences que nous présente le cerveau d'un jeune fœtus font pressentir toutes celles que l'examen d'un cerveau de *Gibbon* adulte eût fait découvrir.

A ces remarques nous ajouterons quelques observations.

Dans le fœtus dont il s'agit, les plis cérébraux postérieurs sont bien développés, tandis que les plis du lobe frontal sont à peine indiqués. En outre, le cerveau, très-grand en arrière, est presque aussi atténué en avant que dans un *Cercopithèque*.

Ces faits n'ont rien de sérial dans notre Gibbon; ils tiennent à l'imperfection de l'état fœtal. Chez tous les Singes, les plis postérieurs se développent les premiers; les plis antérieurs se développent plus tard: aussi la vertèbre occipitale et la pariétale sont-elles relativement très-grandes chez le fœtus.

L'Homme présente une exception remarquable quant à l'époque de l'apparition des plis frontaux, qui sont les premiers indiqués; mais le développement général du lobe frontal, envisagé seulement par rapport à son volume, suit les mêmes lois que dans les Singes : aussi la vertèbre frontale (1) est-elle relativement moins développée dans l'enfant que dans l'adulte. Peut-être même s'agrandit-elle jusqu'à la vieillesse, par une augmentation lente, mais continue (2).

Tels étaient les résultats auxquels j'étais arrivé. Aujourd'hui les doutes qu'on aurait pu conserver, relativement à la légitimité de ces conclusions tirées de l'analyse d'un cerveau incomplétement développé, sont complétement dissipés. En effet, j'ai été assez heureux pour étudier un cerveau de Gibbon cendré adulte dont la collection du muséum s'est depuis enrichie, et j'ai pu en figurer les circonvolutions dans mon atlas. On verra combien les propositions que nous avions formulées ont été justifiées.

En comparant le profil de ce cerveau adulte au profil du cerveau du fœtus, on sera

---

(1) Ces faits, entre mille, peuvent servir à démontrer combien sont peu significatives les mesures de l'angle facial d'après la méthode de Camper. Jamais l'angle facial n'est plus grand que dans l'enfance, et cependant c'est l'époque de la vie où le lobe frontal est le plus petit relativement aux autres parties du cerveau. La faiblesse relative des os maxillaires explique seule cette singularité.

Dans le jeune Orang-Outang l'angle facial est de 60 à 65 degrés ; dans l'Orang-Outang adulte cet angle n'est plus que de 30 à 35 degrés. Faut-il en conclure qu'en avançant vers l'état adulte l'Orang-Outang se dégrade ? D'habiles auteurs l'ont pensé ; mais il me semble que leur jugement est trop absolu et contraire aux principes que révèle l'observation du règne animal tout entier.

L'animal *enfant*, qu'on me permette cette expression, n'est point l'animal achevé ; il se développe, et dès lors, en modifiant son développement, les circonstances extérieures peuvent influer sur son état ultérieur : aussi l'enfance est-elle par excellence l'âge de l'éducation.

L'animal enfant est faible et, par conséquent, il a besoin de secours. Ce besoin qu'il a de bienveillance le rend bienveillant à son tour ; sa faiblesse le rend avide de soins et de caresses, et à la manière de nos chats domestiques il devient caressant pour être caressé.

L'animal enfant a une sorte de maladresse fondée sur l'imperfection de ses organes et sur l'inexpérience ; il se meut avec bonheur, mais ses mouvements sont mal déterminés, mal définis. Cette indétermination primitive, à laquelle ne se rattachent point les signes d'une ruine, d'une dégradation antérieure, est, et c'est là une belle remarque de Hegel, une condition de beauté, de grâce et de gentillesse ; de là cette grâce irrésistible de l'enfance.

Ainsi l'animal enfant est plus éducable, plus caressant, plus gentil que l'adulte ; mais il n'est pas plus intelligent. De même que, quel que soit le degré de son intelligence, l'homme adulte devient souvent grave, morose, altier, de même l'animal adulte, que l'habitude n'enchaîne pas, devient grave, triste, et à l'amour des caresses succède l'amour de l'indépendance.

Ainsi le caractère change à coup sûr ; mais l'intelligence diminue-t-elle ? Je ne le pense pas. La brutalité d'un Orang ou d'un Magot adultes n'exprime point un défaut d'intelligence. C'est la révolte d'un être libre qui sent la nature s'éveiller en lui et reprend ses droits.

(2) Je ferai remarquer, à ce sujet, que les sutures du crâne, qui dans les Singes se soudent de fort bonne heure, demeurent distinctes et complètes chez l'homme pendant la plus grande partie de sa vie ; cela ne se rattacherait-il pas comme cause ou comme condition nécessaire à cette merveilleuse faculté que l'homme a d'augmenter par l'étude son intelligence jusqu'à un âge très-avancé, et par conséquent de perfectionner son organisation cérébrale ? Un fait curieux, dont M. Baillarger a entretenu ses auditeurs dans sa leçon du dimanche 17 avril 1853, confirmerait singulièrement cette présomption, s'il avait été suffisamment établi. Cet habile observateur, en poursuivant des recherches statistiques du plus haut intérêt sur le crétinisme et l'idiotie, a eu occasion d'observer une malheureuse famille dans laquelle, à côté d'un seul enfant normal, se trouvaient quatre idiots microcéphales au dernier degré. La mère assurait à M. Baillarger que le premier enfant, celui dont l'intelligence était normale, était né avec de grandes fontanelles, mais que les trois autres n'en avaient aucune trace au moment de leur naissance. Bien que cette femme ne fût pas dans toutes les conditions requises pour faire de bonnes observations, celle-ci a, néanmoins, une valeur réelle à cause de la nature même d'un sujet sur lequel aucune femme de la campagne n'est complétement ignorante. Il serait intéressant de rechercher :

1° Si les sutures s'effacent plus rapidement chez les idiots que chez les hommes doués d'une intelligence normale ;

2° Si l'ossification complète des sutures du crâne est plus souvent observée chez les gens tombés en démence que chez les autres, et si elle arrive plus vite aux hommes adonnés à la crapule et à des occupations grossières qu'aux hommes qui pendant toute leur vie travaillent au développement de leur intelligence.

frappé de la petitesse *relative* du lobe frontal dans le fœtus, et de sa grandeur dans l'adulte. Ce fait, incontestable et général, est d'une importance extrême et montre que ce qui s'accroît le plus à mesure que le cerveau se développe, c'est le lobe frontal.

On objecte, il est vrai, que, dans les premiers âges de la vie fœtale, le cervelet est à découvert, et qu'il est peu à peu recouvert par le cerveau, qui s'accroît en arrière, en sorte que, selon certains anatomistes, d'ailleurs fort habiles, les parties postérieures du cerveau apparaissent les dernières (1). Cette conclusion est si claire, si légitime en apparence, qu'elle semble apporter avec elle un caractère d'évidence irrécusable; et, cependant, non-seulement elle n'est pas évidente, mais encore, prise dans un sens trop absolu, elle n'est pas vraie. Si le cerveau est peu saillant en arrière dans le fœtus, ce n'est point seulement parce que les parties postérieures du cerveau ne se sont point développées, mais parce que ces parties, grâce à l'atrophie des parties antérieures, ont gardé leur place originelle et n'ont point été refoulées vers les parties postérieures. Nous remarquerons aussi que, si les idiots ont souvent le cervelet découvert, ce n'est point toujours parce que les lobes postérieurs sont relativement atrophiés, mais parce que le cerveau s'arrêtant dans son développement, le cervelet seul a grandi, et l'a dépassé. Nous reviendrons, dans un autre ouvrage, sur ces faits, si intéressants pour la physiologie.

Comparons maintenant ce même cerveau de *Gibbon* adulte à celui de l'*Entelle;* on y remarquera, avec évidence, une prédominance relative du lobe frontal dans le *Gibbon* et du lobe occipital dans l'*Entelle :* ainsi les faits sériaux confirment les faits embryogéniques; ils ne déshéritent point le lobe frontal de sa suprématie.

Nous avons, en remontant les degrés de la série zoologique des *Pithèques*, étudié le cerveau des *Guenons*, des *Semnopithèques* et des *Gibbons*. Descendons maintenant jusqu'aux degrés les plus infimes de cette série, et passons à l'étude des plis cérébraux des *Macaques* et des *Babouins*, de ces animaux hideux, où, comme l'a remarqué Buffon, un reste de resemblance avec l'homme rend plus odieux encore les signes d'une dégradation universelle.

§ XVI.

PLIS CÉRÉBRAUX DES MACAQUES.

Nous décrirons séparément le cerveau des Macaques à queue de Cochon et celui des vrais Macaques, desquels nous ne séparons point les Magots, qui s'en rapprochent par tous les détails de leur organisation cérébrale.

(1) C'est là une opinion fort connue de Tiedemann, et elle semble confirmée par des recherches d'un très-haut intérêt publiées par M. Lelut sur les crânes des idiots et des imbéciles.

Plis cérébraux des Macaques à queue courte (pl. VIII, fig. 7, 8, 9, 10, 11).

Le cerveau du *Rhésus* et celui du *Maïmon* se ressemblent d'une manière si parfaite, qu'une même description leur convient également.

Dans le *Rhésus* et dans le *Maïmon*, la forme générale du cerveau rappelle, à peu de chose près, le cerveau des *Guenons*. Le lobe frontal est plus large et moins allongé; le lobe pariétal est médiocre; le lobe temporal fait une grande saillie; enfin le lobe occipital est fort étendu. Toutes ces conditions rapprochent singulièrement ces Singes des véritables *Guenons;* mais, au milieu de ces ressemblances, surgit, comme nous le verrons tout à l'heure, un caractère distinctif parfaitement tranché.

Si nous étudions en détail les plis de la face externe, nous aurons à signaler plus particulièrement 1° la maigreur des plis frontaux et surtout du pli frontal supérieur, qui, néanmoins, porte une ou deux incisures secondaires (voy. pl. VIII, fig. 8); 2° la gracilité des plis ascendants et surtout du postérieur, *dont la partie supérieure est très-courte*; 3° *la force* du pli temporal moyen; 4° enfin *l'absence du pli de passage supérieur externe.* A ces faits, dont le second et le dernier surtout ont une grande importance relative, nous ajouterons encore *le grand développement du deuxième pli de passage,* et enfin la simplicité des incisures du lobe postérieur, qui, la plupart du temps, est absolument lisse et ne présente aucune scissure entre son étage moyen et son étage supérieur. Je dis la plupart du temps, car cette scissure existe quelquefois, mais toujours elle est simple et peu profonde.

Les plis de la face interne de l'hémisphère ressemblant tout à fait à ceux des vrais Macaques, je n'en parlerai point ici, de peur de tomber dans des répétitions inutiles.

§ XVII.

PLIS CÉRÉBRAUX DES VRAIS MACAQUES.

Dans tous les *Macaques* que nous considérons ici, le cerveau est déprimé et comme aplati; mais, en revanche, il est assez large relativement, surtout dans la région frontale. Le lobe frontal est court; le pariétal est très-long; l'occipital a une grandeur médiocre; il est, en général, plus haut que long, et j'ajouterai que ses plis sont toujours d'une extrême simplicité.

Les plis frontaux inférieurs sont également fort réduits; mais l'étage frontal supérieur est très-grand, si on le compare à celui du *Rhésus,* ce qui est surtout manifeste dans le *Magot.*

Le premier pli ascendant est très-large, mais un peu étranglé à sa partie moyenne; le deuxième pli ascendant est faible à sa racine, mais à sa partie supérieure il se développe et forme un lobule assez grand. Ce caractère distingue à la fois les vrais Macaques des *Rhésus* et des *Cynocéphales.*

Le pli courbe est, en général, bien développé, surtout dans sa partie descendante, et il arrive assez fréquemment que le sommet de la scissure de Sylvius s'engage sous cette branche, comme cela a lieu dans les Guenons, mais pour une cause différente. En effet, dans les *Guenons*, cette disposition est une conséquence du développement du lobe occipital, qui refoule la branche descendante du pli courbe. Dans les Macaques, au contraire, elle est un effet de l'accroissement du lobe pariétal, qui se développe surtout en arrière, et dont les éléments, se comprimant les uns les autres, tendent à se recouvrir réciproquement.

A côté de ce fait, et comme dépendant de la même cause, nous signalerons la grandeur de l'angle formé par la scissure de Sylvius, et nous ajouterons que la plupart des plis pariétaux sont divisés par des incisures secondaires.

Les plis du lobe temporo-sphénoïdal sont très-semblables à ceux des *Guenons*, et ne méritent point, pour cette raison, une description spéciale.

Si nous passons maintenant aux plis de passage, nous remarquerons

1° *L'absence du pli supérieur de passage;*

2° *La grandeur du deuxième pli de passage.* Ce pli, en effet, forme un grand coude, descend, se relève, et vient se terminer au sommet du lobe occipital.

Les lobes et les plis de la face interne présentent certaines particularités dont la considération peut être utile.

Ainsi la scissure des hippocampes, qui, dans les *Guenons*, est fort relevée en arrière, suit, dans tous les *Macaques*, la direction d'une ligne à peu près droite.

La proportion des deux branches qui la terminent en arrière ne doit point être négligée. En effet, dans le Callitriche et dans toutes les *Guenons*, la branche inférieure est plus courte que la supérieure.

Dans les *Macaques*, au contraire, *la branche inférieure est très-courte, mais la supérieure est très-longue*. Cette différence est caractéristique.

La scissure perpendiculaire interne est très-reculée en arrière, et sa distance au corps calleux est très-grande. Il en résulte plusieurs conséquences directes.

1° Le lobule quadrilatère est très-grand; 2° le lobule occipital interne est droit et assez haut, mais fort étroit; 3° les plis du lobe occipito-temporal, refoulés par l'abaissement de la scissure des hippocampes, occupent une moindre place sur le profil médian de l'hémisphère. Ils sont à la fois plus grêles que dans les *Guenons* et moins relevés en arrière.

D'ailleurs, tous les plis que nous avons notés sur la face interne de l'hémisphère du *Callitriche* se retrouvent aisément ici. Nous remarquerons, néanmoins, le développement plus riche du pli de passage supérieur interne, qui semble compenser l'absence du pli supérieur externe, et la petitesse du lobule de l'hippocampe, qui est relativement plus petit et se termine par un crochet médiocre.

Si j'ai réussi à dire clairement ces différences, le cerveau des *Macaques*, en général, pourra être facilement distingué du cerveau des *Guenons*, et parmi les *Macaques* nous séparerons, par une ligne de démarcation tranchée, le cerveau du *Rhésus* et du *Maimon* du cerveau des vrais *Macaques*. Parmi ces derniers, nous distinguerons, pour la richesse et la grandeur de ses plis cérébraux, le *Pithecus inuus*, c'est-à-dire le *Magot*. Le *Mangabey* vient ensuite sous ce rapport; enfin le *Macaque ordinaire* et le *Bonnet chinois* paraissent terminer cette série.

§ XVIII.

PLIS CÉRÉBRAUX DES CHÆROPITHÈQUES OU BABOUINS.

Le cerveau des *Babouins* a, avec celui des Macaques, les plus grandes analogies. Il s'en rapproche, en effet, 1° par sa largeur et par une dépression générale bien marquée; 2° par l'extrême réduction des étages inférieurs du lobe frontal; 3° par l'étendue du lobe pariétal; 4° par la longueur et le peu de saillie du lobe temporal; 5° par l'absence du pli supérieur de passage et la grandeur du deuxième pli, dont les sinuosités sont plus développées encore que dans les *Macaques;* 6° enfin, si nous envisageons la face interne, par la direction rectiligne de la scissure des hippocampes et la grandeur du lobule quadrilatère.

Non-seulement ces analogies sont visibles, mais tous les points sur lesquels elles portent semblent offrir un développement plus grand dans les *Babouins* que dans les *Macaques*. En effet, les plis sont plus riches dans les *Babouins*, leurs incisures sont plus nombreuses, et nous dirons, en passant, que l'intelligence de ces animaux paraît aussi plus développée.

Mais, à côté de ces analogies, nous aurons à noter des différences remarquables. Ainsi :

1° *Le lobe occipital est très-grand, souvent chargé de plis, encore un peu plus haut que long dans les Papions, mais beaucoup plus long que haut dans les Mandrills, chez lesquels les incisures secondaires se multiplient encore davantage.*

2° *Il faut signaler encore une plus grande inclinaison en arrière du deuxième pli ascendant dont le lobule supérieur est moins développé, tandis que l'extrémité supérieure du premier pli ascendant se dilate et s'évase plus encore que dans les Macaques.*

La face interne de l'hémisphère présente aussi beaucoup d'analogie avec la face interne de l'hémisphère des vrais Macaques, mais

1° *La distance de la pointe postérieure de l'hémisphère au corps calleux est plus grande ;*

2° *Les deux branches de la bifurcation qui termine la scissure des hippocampes sont à peu près égales entre elles ;*

3° *Le lobule occipital interne n'est plus droit et vertical comme dans les Macaques, mais un peu incliné en avant ;*

4° *Enfin le lobule quadrilatère présente de nombreuses incisures* (voy. pl. IX, fig. 7 et 8).

Ainsi, par les caractères communs que les *Chœropithèques* ont avec les vrais *Macaques*, ils se distinguent aisément d'avec les autres Singes. Par la grandeur de leur lobe pariétal et la richesse des plis cérébraux, ils se distinguent du *Rhésus*. Par la petitesse du prolongement postérieur du deuxième pli ascendant, ils se distinguent d'avec les vrais *Macaques;* enfin, par la grandeur singulière et le nombre d'incisures que présente le lobe occipital, par la disposition de la scissure des hippocampes et du lobule occipital, ils sont aisément séparés des uns et des autres.

Dans la série des *Chœropithèques*, les *Papions* semblent marcher les premiers et les *Mandrills* les seconds. En effet, sous tous les points de vue, les *Papions* se rapprochent un peu plus des *Macaques*. Les *Mandrills* s'en éloignent davantage par un développement plus grand du lobe occipital et par une réduction poussée plus loin du prolongement qui termine en haut et en arrière le deuxième pli ascendant.

Si nous nous laissons inspirer par une idée de série et par les classifications des plus célèbres zoologistes, nous serons irrésistiblement conduits aux conséquences suivantes :

1° Dans les Pithèques de la première catégorie, en s'élevant des *Cercopithèques* aux *Gibbons*, on voit le lobe occipital se réduire de plus en plus, et la région fronto-pariétale s'agrandir au contraire, le lobe pariétal et le lobe frontal se développant à la fois.

2° Dans les *Macaques*, le lobe pariétal s'allonge; le lobe frontal et le lobe occipital ont une grandeur médiocre.

3° Dans les *Babouins* et les Mandrills, le lobe occipital grandit et se couvre de plis ; le lobe pariétal est long comme dans les Macaques, mais le lobe frontal, relativement beaucoup plus réduit dans ses étages inférieurs, l'emporte par la grandeur et la richesse de l'étage frontal supérieur.

L'enchaînement de ces faits peut être exprimé d'une manière fort simple; en effet, il est évident que, en descendant des *Gibbons* aux derniers *Cynocéphales*, nous voyons prédominer tour à tour 1° la région fronto-pariétale; 2° le lobe pariétal ; enfin la région pariéto-occipitale, le lobe occipital grandissant alors de plus en plus.

Ces faits sont-ils assez caractéristiques ? La connaissance de ces faits peut-elle influer utilement sur l'histoire du développement des fonctions de l'encéphale ? C'est ce qu'il ne m'appartient pas de décider ici. En matière aussi délicate, les conclusions anticipées conduisent souvent à l'erreur, et supposer est souvent une trop grande hardiesse.

§ XIX.

Jusqu'ici, dans mes recherches, j'ai passé sous silence l'Orang-Outang et le Chimpanzé, et je l'ai fait à dessein.

J'aurais pu, suivant l'exemple des plus illustres zoologistes, les dire *semblables* parce qu'ils sont *équivalents*, et les considérer à la tête du règne animal au-dessus du *Siamang* et des *Gibbons*, dans une catégorie particulière; mais cette voie m'a paru dangereuse.

En effet, deux choses, deux sommets étant également élevés, il ne s'ensuit pas que ces sommets soient nécessairement voisins l'un de l'autre.

L'admettre d'après l'usage général ou le nier suivant mon instinct, c'était préjuger. Il m'a donc paru plus prudent d'abandonner toutes mes opinions antérieures sur ce point, d'étudier, de décrire scrupuleusement les faits, et de me laisser ensuite inspirer par eux.

J'étudierai donc à part le cerveau de l'*Orang* et le cerveau du *Chimpanzé*. Cette étude, en nous faisant découvrir des faits à peine entrevus, révélera des analogies nouvelles, et nous nous laisserons guider par ces analogies.

Tout le monde, aujourd'hui, connaît l'*Orang* et le *Chimpanzé*, et nous n'en sommes plus au temps où on pouvait les confondre. Séparés par des espaces immenses à la surface de la terre, différents par la forme, par la taille et peut-être aussi par les habitudes, l'insuffisance des récits faits par les voyageurs a pu seule entretenir l'incertitude qui a si longtemps obscurci tous les points de leur histoire. D'ailleurs, également puissants l'un et l'autre, singuliers par leur intelligence, remarquables par l'étonnante conformité de leurs mouvements avec ceux de l'espèce humaine, ils ne pouvaient manquer d'attirer les regards et de solliciter une admiration légitime. Tous les naturalistes ont vu de jeunes *Orangs* et de jeunes *Chimpanzés* donner de véritables baisers, exprimer leur désespoir en jetant leurs bras autour de leur tête, se servir d'un gobelet et d'ustensiles de table avec une adresse qui n'est pas absolument dépourvue de grâce, apprendre enfin à ouvrir une porte soit à l'aide d'une clef, soit en soulevant un loquet. On a même vu un *Orang-Outang* se servir spontanément d'un levier pour vaincre la résistance d'une porte dont on avait ôté la clef. A ces faits, qui marquent certainement de l'intelligence, ajoutons des passions vives, affectueuses dans le jeune âge, un caractère rusé, une intelligence capable sinon d'atteindre à des idées très-élevées, du moins d'en poursuivre l'objet avec finesse, une intelligence enfin susceptible d'éducation et dont on a pu, dit-on, tirer parti quelquefois, et nous verrons comment, les naturalistes ayant été portés à les rapprocher de l'Homme, ces Singes se sont naturellement trouvés, dans la plupart des classifications, placés l'un à côté de l'autre. La différence consiste en ceci, que les uns, comme le célèbre Cuvier, placent l'*Orang* avant le *Chimpanzé*, tandis que M. de Blainville et quelques autres naturalistes d'un haut mérite font, au contraire, du *Chimpanzé* le chef de tous les Primatès.

Ce rapprochement, fondé sur la seule conformité de certains actes et sur l'équivalence de la force intellectuelle dans ces animaux, m'a toujours paru douteux; aussi n'ai-je point voulu me préoccuper de ces opinions, quelle que soit, d'ailleurs, l'autorité dont les entoure la juste réputation de leurs auteurs. J'ai analysé avec soin les plis cérébraux de l'Orang et ceux du Chimpanzé; quand ils m'ont été bien connus, j'ai cherché parmi tous les Pithèques ceux avec lesquels ils présentent, sous ce rapport, les plus grandes ressemblances. Les résultats auxquels je suis arrivé sont précis. L'ordre que j'ai suivi dans mes recherches me conduira dans mon exposition. Les zoologistes qui étudient les caractères extérieurs et qui en discutent l'importance relative, les anatomistes qui recherchent dans la structure intime des organes et du corps tout entier les lois si complexes de l'évolution sériale du règne animal, décideront si mes conclusions sont exactes et mes inductions légitimes.

Nous étudierons 1° *le cerveau de l'Orang-Outang;*
2° *le cerveau du Chimpanzé.*

§ XX.

PLIS CÉRÉBRAUX DE L'ORANG-OUTANG.

J'ai étudié le cerveau de l'*Orang* sur deux pièces de la collection du muséum de Paris; j'en ai donné les dimensions d'après deux moules en plâtre fort beaux; je dois avertir, toutefois, que le premier cerveau, cerveau modifié par l'action des liquides conservateurs, pourrait bien avoir perdu quelques incisures secondaires.

Le second cerveau, réduit par l'action de l'alcool et des sels, a été préparé avec plus de méthode; sa forme générale et les proportions relatives de ses parties sont, à coup sûr, mieux conservées. Je le choisirai donc comme type principal de ma description. (*Voy.* pl. III, fig. 5 et 6.)

Le cerveau de l'Orang est très-globuleux, surtout en avant; il est remarquable par la hauteur singulière du lobule frontal, dont la courbe est très-belle.

Le lobule orbitaire est profondément excavé et tranchant à son bord inférieur, qui est logé dans des fosses ethmoïdales fort étroites.

Le lobe pariétal est assez grand, mais son développement s'effectue exclusivement aux dépens du lobe occipital, qui est singulièrement réduit.

Le lobe temporosphénoïdal est d'une grandeur médiocre; il est assez long, mais peu épais relativement à sa longueur.

Les plis du lobe frontal sont riches, mais peu distincts; l'étage moyen surtout est mal défini.

L'examen des deux cerveaux que je figure montre à quel point ils varient dans les divers individus.

Dans le cerveau (fig. 6) qui me sert de type, le pli surcilier 1.1. est triangulaire et présente une incisure secondaire. Le pli frontal moyen 2.2. est très-flexueux, mais très-grêle ; enfin le pli frontal supérieur 3 3 3. 3' 3' est *divisé,* par une scissure bien tracée, en deux plis secondaires 3 3 3 et 3' 3' 3'.

Dans le second cerveau, fig. 2, le pli surcilier est peu étendu, peu distinct surtout; en revanche, le pli frontal moyen est large et flexueux. Le pli frontal supérieur présente des indices bien visibles de la subdivision en deux plis.

Ainsi il y a des différences; mais ces différences portent sur les proportions relatives des parties. Sous le point de vue de la grandeur totale du lobule frontal, il y a, à peu de chose près, égalité.

Refoulé par la partie supérieure du lobule frontal, le premier pli ascendant est grêle à sa partie supérieure et un peu incliné en arrière (fig. 6, 4.4.4.).

Cette inclinaison est plus marquée encore dans le deuxième pli ascendant, dont le prolongement supérieur se développe au loin (fig. 6, 5.5.5.5'.).

Ces deux plis présentent, à leur surface, des incisures nombreuses et irrégulières.

Le pli courbe est très-remarquable; il naît, *au sommet* de la scissure de Sylvius, par une racine grêle à laquelle fait suite aussitôt la branche descendante. Cette branche, large à son origine, forme un lobule de forme variable que divise, en sens divers, une profonde incisure (6' 6').

Les plis du lobe postérieur sont assez nombreux ; mais la surface est singulièrement réduite et son opercule peu marqué (10. 11.).

Les plis temporaux sont fort simples. Le pli marginal (7) de la scissure de Sylvius est grand, bien développé et partout à découvert; mais les plis temporaux inférieurs (8) sont moins bien définis. Toutefois cette région présente, dans les cerveaux qui me servent de types, de nombreuses incisures.

Mais ce qui rend le cerveau de l'Orang-Outang extrêmement remarquable, c'est la grandeur et les flexuosités singulières du pli supérieur de passage α.

Ce pli forme un large pont entre le lobe pariétal et le lobe occipital.

Le deuxième pli de passage est très-peu développé et caché sous l'opercule.

Les deux autres plis sont superficiels.

Je voudrais ajouter à cette description celle du lobe central ou insula, qui présente quelques plis dans l'*Orang;* mais je n'ai pu écarter assez les lèvres de la scissure de Sylvius pour les examiner.

Plis cérébraux de la face interne.

Ces plis étaient bien connus par une fort belle figure qu'en a donnée M. Wrolick dans son anatomie du *Chimpanzé*. Je n'ai pas cru cependant inutile d'en donner une nouvelle. Ce n'est, en effet, qu'en multipliant les observations qu'on peut arriver à la détermination des types réels en anatomie comparée.

Ils sont fort semblables à ceux de l'homme. Le pli du corps calleux, qu'on rencontre dans tous les animaux, est très-développé dans l'*Orang* et, à coup sûr, équivalent à celui qu'on observe dans les cerveaux de l'espèce humaine (fig. IV 1.1.1.1'); mais l'étage supérieur du lobe fronto-pariétal (pli de la zone externe 2.2.2..2.), chargé de plis dans l'*Homme*, est très-simple et à peu près lisse dans l'*Orang*. Le lobule quadrilatère 1' est très-apparent dans l'*Orang*, mais beaucoup moins que dans l'espèce humaine. Observons, en passant, que son développement est toujours corrélatif à celui des plis de passage et du lobule qui termine supérieurement le deuxième pli pariétal externe (deuxième pli ascendant).

Le pli temporal moyen interne (pli de l'hippocampe) est simple, ainsi que cela a lieu dans l'homme; mais l'inférieur, très-développé dans l'Homme, est très-simple dans l'*Orang*.

Si nous rapprochons ce cerveau de ceux que nous avons étudiés jusqu'ici, la grandeur du lobe antérieur, la petitesse relative du lobe occipital, le développement du pli supérieur de passage nous obligeront de ranger l'*Orang* à la tête des Gibbons et des Semnopithèques, ce dont on sera convaincu si l'on compare avec soin les différents profils de cerveaux, que j'ai dessinés avec la plus scrupuleuse exactitude.

Ces analogies sont d'autant plus curieuses qu'elles conduisent au même résultat que la discussion des caractères extérieurs.

L'*Orang-Outang*, considéré comme le premier des *Gibbons*, a un cerveau de *Gibbon*, mais plus riche, plus développé, en un mot plus voisin d'une perfection réelle.

Tels sont les principaux caractères du cerveau de l'*Orang-Outang*. Étudions maintenant le cerveau du *Chimpanzé*, qui en diffère non-seulement dans son ensemble, mais encore par le détail de ses plis, et se rattache à une tout autre catégorie.

§ XXI.

PLIS CÉRÉBRAUX DU TROGLODYTE CHIMPANZÉ.

Je ne connais du cerveau du *Chimpanzé* aucune figure parfaite. Celle qu'en a donnée Tyson ne mérite pas d'être rappelée (voy. pl. VI, fig. 4). La figure de Tiedemann est également très-défectueuse et ne permet d'apprécier aucun caractère essentiel. Celles qu'ont publiées MM. Van-der-Kolk et Wrolick sont beaucoup meilleures (voy. pl. VI, fig. 5 et 6). Les plis cérébraux y sont bien caractérisés; malheureusement l'état du cerveau qui leur a servi de modèle ne leur a pas permis d'en apprécier la véritable forme. Placé dans des circonstances plus favorables, j'ai pu atteindre, sous ce point de vue, à une perfection plus grande, et cette perfection est due, en partie, à une précaution qu'on néglige trop souvent, et qui consiste à mettre, autant que possible, en regard du cerveau qu'on étudie, le moule intérieur du crâne qui le contenait.

Le cerveau du *Troglodyte Chimpanzé* diffère beaucoup, quant à sa forme générale, du cerveau de l'*Orang-Outang;* il est relativement un peu plus allongé; en outre, le bord supérieur de l'hémisphère décrit une courbe plus régulière, qui tient à une sorte d'équilibre entre le développement des parties antérieures et celui des parties postérieures. Le point le plus élevé de cette courbe répond à peu près à sa partie moyenne.

Le lobule frontal est très-grand, mais relativement moins élevé que dans l'Orang-Outang. En revanche, le lobule orbitaire est moins profondément excavé; ce lobule est remarquable par l'échancrure de son bord inférieur. La direction de ce bord est telle, qu'en se réunissant avec le bord antérieur du lobule frontal il forme un angle dont la saillie égale à peu près celle du lobe temporal. On peut se faire une idée juste de cette saillie en prenant le moule intérieur d'un crâne de *Chimpanzé.*

Le lobe pariétal est très-développé, beaucoup moins, cependant, que dans les *Cynocéphales.* Le lobe temporal est long, peu saillant, peu épais et à peu près dans les mêmes proportions que celui de l'*Orang-Outang.* Quant au lobe postérieur, *il est grand, développé, plus haut que long, et son opercule est complet.*

Si nous passons à l'examen des plis, nous noterons les particularités suivantes :

Les plis du lobe frontal sont très-grands, plus grands même et plus épais que ceux de l'*Orang-Outang.* Le pli frontal supérieur (pl. VI, fig. 2 3.3.3'3') est subdivisé en deux plis, dont le plus élevé porte des incisures secondaires. Le pli moyen est bien caractérisé (2.2.2.). Le pli inférieur ou surcilier (1.11.) est très-grand, largement dessiné, en telle sorte que le lobule frontal est bien développé dans toutes ses parties.

Le premier pli ascendant est grêle, flexueux, mais peu incliné en arrière; il ne présente point d'incisures, et sa surface est absolument lisse (4.4.4.).

Le deuxième pli ascendant est également simple et grêle; il monte à côté du précédent, en formant avec lui des flexuosités parallèles; mais, arrivé au-dessus du pli courbe, il forme un coude et s'étale en un large lobule qui se prolonge jusqu'à la scissure perpendiculaire externe. Ce lobule est subdivisé très-élégamment par un sillon assez compliqué, qui sépare deux plis, l'un externe et l'autre interne. Le pli externe a un trajet assez simple; mais l'interne se replie plusieurs fois sur lui-même, et cette disposition paraît assez constante. (Voy. pl. VI, fig. 2, 5.5.5.)

L'origine du pli courbe est remarquable. Dans l'*Orang* et dans le *Gibbon,* il naît du sommet de la scissure de Sylvius. *Dans le Chimpanzé, il naît au devant de ce sommet par une extrémité élargie, et décrit autour de lui une courbe fort étendue.* (Voy. 6. 6. 6'.)

Quant à la partie descendante du pli courbe, elle est très-grêle, à peine flexueuse, assez longue, et cette forme, qui s'éloigne de celle qu'on observe dans les Orangs, rappelle, au contraire, celle que présente le cerveau de la plupart des *Macaques*. (Voy. 6'.)

Les plis du lobe temporal sont très-simples. Ces plis, aussi peu développés que ceux des *Orangs*, sont beaucoup moins divisés que ceux des *Cynocéphales*.

Nous avons déjà dit que le lobe occipital est très-grand. Il présente plusieurs incisures parallèles au milieu desquelles domine le sillon qui sépare l'étage moyen 10 de l'étage supérieur 11. L'opercule est entier et bien développé.

Mais ce qu'il faut remarquer sur toutes choses quand on compare le cerveau du Chimpanzé à celui de l'Orang-Outang, c'est l'absence du pli supérieur de passage.

Ainsi le pli supérieur de passage manque absolument.

Le deuxième pli est caché sous l'opercule.

Le troisième et le quatrième pli sont superficiels. (Voy. 12 et 13.)

En nous résumant, après avoir comparé scrupuleusement le cerveau du Chimpanzé à celui de l'Orang, nous signalerons

1° Un développement équivalent du lobule frontal, mais une grandeur bien plus considérable du lobe occipital du Chimpanzé;

2° Une dégradation relative des plis ascendants dans le *Chimpanzé;*

3° Un développement plus grand de la racine du pli courbe, qui, dans le *Chimpanzé,* naît au devant de la scissure de Sylvius, tandis que, dans l'*Orang,* elle est sessile et naît du sommet de la scissure;

4° La grandeur de l'opercule et l'*absence du pli supérieur de passage*, qui, dissimulé dans les *Guenons,* superficiel dans les *Semnopithèques*, développé dans les *Gibbons* et les *Orangs*, manque ici comme dans les *Macaques*.

Par tous ces caractères il est impossible de rapprocher le cerveau du *Chimpanzé* de celui de l'*Orang-Outang,* du *Gibbon* et des *Cercopithèques*. Toutes les analogies obligent de le ranger à côté des *Macaques* ou des *Cynocéphales*.

Mais, dans cette grande série, à quel groupe peut-on plus immédiatement le comparer?

Il se distingue 1° des *Macaques* à queue courte par la grandeur du lobule qui termine supérieurement le deuxième pli ascendant;

2° Des *Babouins* par le même caractère et par les proportions caractéristiques du lobe occipital.

Si nous rapprochons, au contraire, les caractères que nous avons signalés de ceux que présentent les vrais *Macaques* et surtout le *Magot*, il nous sera impossible de nier les singulières analogies que cette comparaison fait apparaître.

Ajoutons que l'examen attentif du crâne et de la face confirme ces analogies par des analogies nouvelles.

Si donc, laissant de côté toute idée préconçue, nous nous laissons diriger par les faits, nous serons irrésistiblement conduit à énoncer la proposition suivante :

Le cerveau du Chimpanzé est un cerveau de Macaque perfectionné.

En d'autres termes, le *Chimpanzé* est aux Macaques et aux *Cynocéphales* ce que l'*Orang* est aux *Gibbons* et aux *Semnopithèques*.

§ XXII.

CERVEAU DU PONGO D'ANGOLA (TROGLODYTES GORILLA).

Les récits de Battel et des autres voyageurs cités par Buffon s'étant trouvés véritables, il est certain qu'à côté du Jocko, *Enché-Èko*, dont la taille n'excède pas 3 pieds et 1/2, il y a, en Guinée, une autre espèce de grand Singe anthropomorphe dont la collection du muséum de Paris possède aujourd'hui plusieurs têtes et deux squelettes adultes, mâle et femelle, d'une belle conservation. Ces squelettes, celui du mâle surtout, sont d'une grandeur et d'une puissance effrayantes. On assure que leur taille dépasse quelquefois 5 pieds et 1/2. Au surplus, si nous faisons abstraction des membres inférieurs, qui sont très-courts, le torse, ainsi que l'a fort bien remarqué M. Owen, paraîtra certainement plus grand et beaucoup plus puissant que celui de l'Homme. Ce grand Singe, désigné par les naturels sous le nom d'*Engé-Éna*, est le Pongo de Buffon (1). Il était connu des anciens, qui le désignaient sous le nom de *Gorilla* (2) ou de *Gorgone*, et son existence, pendant longtemps contestée, est aujourd'hui confirmée par des preuves irrécusables.

Voici donc au moins trois espèces bien distinctes de Singes anthropomorphes, l'*Orang-Outang*, l'*Enché-Èko* et l'*Engé-Éna* ou Pongo de Buffon. Ces trois espèces appartiennent-elles au même genre? Il est, dès à présent, certain que l'*Orang-Outang* appartient à un groupe parfaitement distinct et propre aux îles de l'Orient équatorial. Les deux autres, au contraire, exclusivement africains, se ressemblent à certains égards, vivent à peu près dans les mêmes parties de la côte occidentale de l'Afrique, et les zoologistes n'ont point hésité à les ranger dans le même genre, bien que la considération de la forme du crâne et du système dentaire eût pu faire découvrir d'assez notables différences.

A l'époque où ce mémoire fut présenté à l'Académie des sciences, la collection du muséum ne possédait qu'une seule tête adulte de Troglodyte Chimpanzé, celle que M. de Blainville a figurée dans son *Ostéographie*. Depuis cette époque, de précieux envois de M. le docteur Franquet ont comblé cette lacune, et on a pu constater, entre le *Gorille* et le *Chimpanzé*, des différences nombreuses qui ressortiront dans la savante dissertation que rédige en ce moment, sur ce sujet intéressant, M. le professeur Du-

(1) *Histoire naturelle*, suppléments, tome VII.

(2) Voyez Dureau de la Malle, *Mémoire sur le grand Gorille du Gabon*, dans les *Ann. des sciences naturelles* 3e série, tome XVI, 1851.

vernoy. Il serait donc superflu d'y insister ici, et je me bornerai à transcrire le passage suivant de mon mémoire écrit en 1850.

« Il est impossible, disais-je, de ne pas considérer le *Chimpanzé* et le *Gorille* comme « appartenant à des espèces bien distinctes.

« 1° Dans l'un et dans l'autre, les arcades surcilières sont très-saillantes; mais la « saillie du frontal est bien plus grande dans le *Chimpanzé* que dans le *Gorilla*.

« 2° Dans le *Chimpanzé*, les deux fosses temporales sont séparées par un large « intervalle sur lequel ne se développent aucune saillie, aucune crête médiane.—Dans « le *Gorilla*, les fosses temporales envahissent toute la région pariétale du crâne, et « elles remontent si haut, même dans la femelle, qu'elles ne sont séparées l'une de « l'autre que par une crête sagittale fort saillante.

« 3° La face est plus allongée dans le *Gorilla* que dans le *Chimpanzé;* les arcades « dentaires y sont plus étroites, et forment en avant une pointe plus aiguë. Les dents « incisives sont également plus proclives et tout à fait dans la direction des os pré- « maxillaires, tandis que dans le *Chimpanzé* leur direction se rapproche davantage « de la verticale, ce qui est un caractère humain.

« 4° Si l'on attache à la considération du système dentaire toute l'importance que « lui ont donnée les beaux travaux de Frédéric Cuvier, on sera frappé d'une différence « capitale.

« Dans le *Chimpanzé* adulte, la dernière molaire d'en bas est courte et n'a point « de talon à sa face postérieure.

« Dans le *Gorilla*, la même dent est très-longue et présente, à sa partie postérieure, « un talon évidemment trilobé.

« Ces caractères sont si importants et si clairs, qu'il est absolument impossible de « faire de ces deux animaux une même espèce. Mais je hasarderai une question plus « délicate : Ces deux Singes appartiennent-ils à un même genre? »

A l'époque où j'écrivais ces lignes, je n'osais point conclure. Les bases nécessaires à une solution légitime manquaient encore, et même aujourd'hui je ne suis point en mesure de résoudre, par la considération des plis cérébraux, cette importante question.

Toutefois je pourrai suppléer en partie à ce qui me manque par l'étude approfondie de deux moules représentant la forme de la cavité crânienne, le premier d'un *Chimpanzé* et le second d'un *Gorille*.

Ces deux moules, que je dois à l'habileté et à la complaisance de M. Stahl, font aujourd'hui partie de la collection du muséum d'histoire naturelle de Paris. Ils n'accusent point, il est vrai, tous les détails de la surface cérébrale, qui chez ces animaux, de même que dans l'*Orang-Outang* et dans l'Homme, sont si pressés, et à tel point condensés sous la voûte du crâne, que les plis n'y laissent jamais ces impressions si distinctes dans les Singes inférieurs; mais du moins ils sont une représentation fidèle de l'encéphale pris en masse, et permettent d'apprécier avec précision la forme réelle du cerveau.

Ils permettent de constater, en premier lieu, ce fait important, que, dans le *Gorille* adulte, la grandeur du cerveau est moindre que celle d'un cerveau d'*Orang* également adulte, bien que l'*Orang* soit très-inférieur par la taille. Des mesures précises exprimeront ces rapports et les rendront sensibles.

A. Longueur totale de la pointe du lobe occipital à celle du lobe frontal.......... Ainsi les longueurs sont égales.	*Orang*.......... *Gorille*..........	109mm. 109mm.
B. Largeur au niveau des régions temporales dans leur plus grand diamètre..........	*Orang*.......... *Gorille*..........	94mm. 90mm.
C. Hauteur du cerveau mesurée à partir de l'extrémité du lobe sphénoïdal..........	*Orang*.......... *Gorille*..........	75mm. 66mm.

Il n'est pas nécessaire de multiplier les mesures; celles-ci parlent assez : d'ailleurs, au premier aspect, le cerveau de l'*Orang* est évidemment plus globuleux, plus massif, et les plis sont rapprochés au point de ne laisser sur la boîte crânienne aucune impression marquée.

Ainsi le cerveau du *Gorille* est plus déprimé, plus plat; il est aussi moins volumineux. Le lobe frontal est moins haut; mais, par une sorte de compensation, il est moins atténué à son extrémité antérieure, en sorte que le cerveau, vu à sa face supérieure, n'est point *ovale*, comme celui de l'*Orang*, mais presque *elliptique*, forme que rappelle celle du cerveau des *Cynocéphales*. Ajoutons que les plis cérébraux laissent sur la boîte du crâne des impressions un peu plus marquées, circonstance qui semble indiquer une richesse un peu moindre dans le développement de ces plis.

Le crâne de *Troglodyte Chimpanzé* dont nous avons étudié le moule intérieur avait ses sutures complétement ossifiées. Je dois, toutefois, ajouter qu'il n'était point adulte; aussi les mesures que je donne ici n'ont-elles pas toute la valeur des premières.

Longueur totale.	107 millimètres.
Largeur.	87
Hauteur.	64

Toutefois, en supposant même qu'à partir de ce moment le développement de l'encéphale fût achevé, le cerveau du *Chimpanzé* adulte serait, relativement à la taille de l'animal, beaucoup plus volumineux que celui du *Gorilla*.

Sa forme, d'ailleurs, s'éloigne beaucoup de celle qu'on observe dans les Orangs, et rappelle davantage celle des *Gorilles*. Nous remarquerons, néanmoins, une saillie plus grande du lobe sphénoïdal dans le *Chimpanzé*, un développement plus apparent du lobe frontal en un mot, et, malgré la dépression générale du cerveau, un aspect plus globuleux, plus arrondi dans toutes ses parties.

Si nous comparons maintenant ce crâne de *Chimpanzé* à celui d'un *Orang* très-jeune et dont les sutures n'étaient point complétement ossifiées, le moule intérieur du crâne de l'Orang l'emportera par le développement absolu de sa masse.

M. Duvernoy fait très-judicieusement remarquer que les *Chimpanzés* sont, d'après la nomenclature de M. Retzius, *dolichocéphales* par rapport aux *Orangs*, qui sont évidemment *brachycéphales*. Mais c'est là une différence qui est tout entière à l'avantage des *Orangs*, puisque leur cerveau, aussi long absolument que celui des *Gorilles* et plus long que celui du *Chimpanzé*, l'emporte sur eux par l'épaisseur et par la largeur, ce qui augmente à la fois sa masse et sa surface, en sorte que le volume de l'encéphale l'emporte dans l'*Orang* non-seulement, proportion gardée avec la masse du corps, mais encore d'une manière absolue.

D'ailleurs le *Chimpanzé* paraît être, sous ce point de vue de la forme générale du cerveau, très-supérieur au *Gorille*, et il est impossible de méconnaître dans le lobe frontal du Chimpanzé une grande prédominance relative. Cette remarque est bien en rapport avec cette observation de M. Savage, que l'intelligence du *Gorille* est inférieure à celle du *Chimpanzé*.

Or, si je puis en juger d'après les moules que j'ai en ma possession, je crois pouvoir assurer d'avance que dans le *Gorille* le lobe occipital est beaucoup plus large et plus grand que dans le *Chimpanzé*. Cette circonstance, bien apparente, d'une réduction relative du lobe frontal, correspondant à un plus grand développement du lobe occipital, établirait entre le Gorille et le Chimpanzé une différence semblable à celle qu'on observe entre le cerveau des *Cynocéphales* et celui des *Macaques ;* et ce fait, rapproché de la forme particulière du crâne des *Gorilles*, forme qui rappelle, au premier abord, bien que sous des proportions plus massives, celle des *Babouins*, rend très-probable la vérité de cette proposition, que *le* GORILLE *est un* BABOUIN, *et que le* CHIMPANZÉ *est un* MACAQUE, *au même titre que* l'ORANG-OUTANG *est un* GIBBON. L'absence de queue, l'existence d'un sternum large, cette particularité de marcher non sur la face palmaire des doigts de la main, mais sur la face dorsale de la deuxième phalange (1), sont des signes communs d'élévation ; mais, quelque importants que soient ces caractères, ils ne me paraissent point autoriser le rapprochement de ces trois genres. Chefs de trois séries différentes, en recevant, si je puis m'exprimer ainsi, des insignes semblables de leur dignité, ils conservent cependant les caractères respectifs de leur groupe.

D'ailleurs, si l'hypothèse est ici permise et si nous pouvons, sans trop de témérité, fonder des présomptions sur ces bases incomplètes, nous considérerons, par des mo-

---

(1) Cette disposition, commune aux Pithèques les plus élevés, pourrait avoir un double but :

1° Celui d'élever davantage la partie antérieure du corps dans la progression quadrupède, car ces Singes se tiennent, il est vrai, facilement debout, mais ne peuvent marcher dans cette attitude ;

2° Celui de ménager la sensibilité des organes tactiles, et d'assurer ainsi au toucher une délicatesse plus grande.

tifs suffisants, auxquels s'ajouteront, dans un moment, des motifs nouveaux, l'*Orang* comme supérieur à l'*Enche-Éko*, et plus encore à l'*Enge-Éna*. Un caractère moins brusque et moins capricieux, des allures plus gracieuses et semblables, dans leur adresse nonchalante, à celles des *Gibbons*, nous font incliner également vers l'idée d'une supériorité réelle d'intelligence dans l'*Orang*. Je ne hasarde, d'ailleurs, qu'avec un doute nécessaire ces observations, que je donnerais cependant comme absolues, si le *Chimpanzé* n'avait, relativement à la masse de son encéphale, un lobe frontal très-développé. Ajoutons que, dans la jeunesse de l'animal et avant les métamorphoses de l'âge adulte, l'*Orang* rappelle la physionomie humaine à un degré beaucoup plus apparent que le *Chimpanzé*.

Ce que M. Savage dit de l'*Enge-Éna* nous permet de le placer, à bien plus forte raison, bien au-dessous de l'*Orang*. Ainsi aux Singes indiens appartiendrait, à tous égards, le premier rang parmi les Primatès. Serait-ce que la nature, dont toutes les œuvres étincellent d'harmonie, a fait, au commencement des choses, l'Inde supérieure à l'Afrique par ses Hommes, par ses Primatès, par ses Éléphants, par les premiers de ses groupes enfin, comme s'il y avait, entre tous les êtres qui habitent un même milieu, des corrélations nécessaires?

Tant qu'on n'aura point, sur les habitudes des *Orangs*, des *Enche-Ékos*, des *Enge-Énas* arrivés à l'âge adulte, des connaissances suffisantes et comparées, tant que l'observation de ces animaux sera l'œuvre presque exclusive d'Hommes sauvages ou d'Européens nomades, l'étude métaphysique de ces êtres singuliers demeurera dans l'obscurité la plus profonde. L'anatomiste qui fouille péniblement dans les mystères de l'organisation, le physionomiste qui traduit les hiéroglyphes de la forme, proposent leurs hypothèses; mais l'impossibilité presque absolue où nous sommes de conclure d'un groupe à un groupe différent laisse planer sur leurs théories des doutes, pour un long temps encore, absolument insolubles, et de ces réflexions, de ces analyses d'un problème aux données incomplètes nous ne déduirons qu'une seule proposition, c'est que chacune de ces trois armées de Pithèques, *Gibbons* et *Cercopithèques*, *Macaques*, *Cynocéphales*, aurait son chef respectif, l'*Orang*, l'*Enche-Éko*, l'*Enge-Éna* : chaque type aurait ainsi son summum de réalisation et s'élèverait vers l'Homme, mais dans des directions différentes.

Si ces vues étaient justifiées, aux différentes dénominations sous lesquelles ces trois grands Primatès ont été désignés il faudrait substituer les suivantes, où seraient conservées les appellations autochthones, qu'il faudrait toujours préférer :

1° L'Orang. . . . . *Hylobates Orang-Utang;*
2° Le Chimpanzé. . . . . . . *Macacus Enche-Éko;*
3° Le Gorille. . . . . *Cynocephalus Enge-Éna.*

L'avenir dira si cette proposition mérite d'être acceptée (1).

(1) Je ferai remarquer que ce nom de *Gorille*, donné par les compagnons d'Hannon au grand Singe du Gabon,

§ XXIII.

Les faits que j'ai indiqués, et dont l'exactitude sera reconnue de tous les anatomistes, conduisent, avons-nous dit, à cette proposition :

Le *Chimpanzé* et l'*Orang*, jugés d'après leur organisation cérébrale, appartiennent à deux groupes, à deux types différents.

L'un, le *Chimpanzé*, est un *Macaque;* l'autre, l'*Orang-Outang*, est un *Gibbon.*

Or, de ces deux groupes, lequel l'emportera sur l'autre? Nous soupçonnons déjà que la supériorité est du côté de l'Orang; mais c'est là une question qu'on ne peut résoudre à priori. Aucune donnée physiologique certaine, aucun raisonnement ne peuvent nous éclairer sur ce point.

Nous n'avons qu'un seul moyen rigoureux de donner à cette question une réponse légitime, c'est de résoudre préalablement la question suivante :

Du cerveau de l'*Orang* et du cerveau du *Chimpanzé*, lequel est le plus semblable à celui de l'Homme?

Nous conclurons dans le sens de la proposition suivante :

Des deux types, celui-là l'emportera, à nos yeux, sur l'autre qui aura avec le type humain les plus grandes analogies.

§ XXIV.

DES PLIS CÉRÉBRAUX DE L'HOMME.

On connaît la forme du cerveau de l'Homme. La hauteur singulière, la largeur du lobe frontal, dont l'extrémité antérieure, au lieu de s'atténuer en pointe aiguë, est terminée par une surface dont l'étendue correspond à celle du frontal; la grandeur de l'angle que forment entre eux les plans des fosses orbitaires, l'abaissement de la scissure de Sylvius, la richesse et la complication générale des plis secondaires distinguent, au premier abord, ce cerveau de celui de tous les Primatès.

Mais ces différences, si grandes, si caractéristiques qu'elles puissent être, quand on compare les proportions des parties, laissent cependant subsister de telles analogies entre le cerveau de l'*Homme* et celui de tous les *Singes*, que la même description générale leur convient également.

---

est le nom de quelque animal différent, mais analogue, auquel le comparaient les interprètes Lyxites. C'est ainsi que les voyageurs désignent souvent, par insuffisance de langage, les Antilopes sous le nom de *Chèvres*. Les premiers noms, ceux que les naturels imposent, devraient toujours être conservés, par respect pour l'histoire des langues humaines et pour le droit de primogéniture.

Ce sont les mêmes divisions principales, les mêmes lobes, les mêmes plis; toutes les parties ne sont pas semblables, mais elles sont toutes homologues.

Une figure coloriée d'un cerveau humain vu de profil fera toucher aux yeux ces ressemblances; voy. pl. XII, fig. 1. J'ai choisi, pour type de cette comparaison, un cerveau dans lequel les plis secondaires ont été dissimulés à dessein; on pourra, de la sorte, le comparer plus facilement au cerveau des Singes supérieurs.

Un premier fait doit être remarqué; c'est la position reculée de la racine du premier pli ascendant (pl. I, fig. 1 et 2, 4. 4. 4.). Ce pli, qui, dans tous les Pithèques, naît au-dessus du coude de la scissure de Sylvius, commence, dans l'Homme, 2 centimètres environ en arrière de ce point.

Il suit de là que la limite postérieure du lobe antérieur recule, et ce lobe s'agrandit ainsi en refoulant le lobe pariétal, dont la limite postérieure est, d'ailleurs, beaucoup moins bien définie que dans les Singes par une raison que nous expliquerons tout à l'heure.

Par la même raison, les limites antérieures du lobe occipital sont mal déterminées. Toutefois il est évident, même chez l'adulte, qu'il est extrêmement réduit; cette réduction est plus apparente encore dans le cerveau de fœtus humain que nous avons figuré pl. XI, fig. 1, 2, 3.

Le lobe temporo-sphénoïdal est d'une épaisseur médiocre, et les parties situées au-dessus de la scissure de Sylvius l'emportent de beaucoup sur celles qui sont au-dessous.

Enfin le lobe central est grand et occupe le fond très-élargi de la vallée de Sylvius.

Lobes de la face interne. — Les lobes de la face interne sont également très-remarquables. La scissure des hippocampes est presque horizontale; la scissure perpendiculaire interne change de direction, et, repoussée par le développement de la région fronto-pariétale, s'incline un peu en arrière. Le lobule occipital interne compris entre ces deux scissures est triangulaire et couvert de sillons peu profonds. Le lobule quadrilatère est très-grand.

Le lobe occipito-sphénoïdal est, relativement, assez réduit; d'ailleurs il rappelle, dans son ensemble et dans ses détails, les dispositions que présente le cerveau des Singes, mais il est beaucoup moins excavé dans la partie qui correspond au cervelet.

Plis cérébraux. — Telles sont, en général, les relations des lobes entre eux; les plis qui les couvrent méritent d'être attentivement examinés à leur tour.

Plis de la face externe. — Les plis de la face externe, couverts d'incisures capricieusement repliées, sont d'une apparence très-compliquée; mais, avec un peu d'attention, on se fait jour dans ce labyrinthe, et cette grande complication disparaît.

On distingue alors, avec la plus grande facilité, 1° le lobule orbitaire, remarquable par la grandeur du sillon olfactif; 2° le pli frontal inférieur ou pli surcilier (pl. I, fig. 1 et 2) 1. 1. 1.; 3° le pli frontal moyen entourant le pli surcilier 2. 2. 2; 4° enfin l'étage frontal supérieur subdivisé en deux ou trois plis larges et flexueux qui se jettent dans le sommet du premier pli ascendant 3'. 3'. 3'.

Il serait impossible de donner de ces plis, dans l'espèce humaine, une description suffisante, si l'on ne comparait entre eux un très-grand nombre d'individus. Ils varient, en effet, de la façon la plus capricieuse, se distinguent ou se confondent en mille manières différentes, et rien n'accuse davantage l'importance de ces plis que l'irrégularité presque indéfinie de leurs variations.

Dans la plupart des cas, chez les individus appartenant à la race blanche, le pli surcilier (étage frontal inférieur) est bien défini, comme on peut le voir sur le cerveau figuré pl. I, fig. 1. Quant à l'étage moyen 2. 2., il est, en général, contourné de la manière la plus compliquée et se mêle en telle façon à l'étage frontal supérieur, qu'il est le plus souvent extrêmement difficile d'assigner à ce pli ses véritables limites (1).

C'est là, disons-nous, la disposition la plus ordinaire; toutefois il ne faudrait pas la considérer comme ayant la valeur d'un caractère absolu.

Dans le cerveau de la *Vénus hottentote,* en effet, la disposition inverse se présente au plus haut degré. C'est avec l'étage inférieur que se confondent surtout les plis de l'étage moyen, tandis que l'étage supérieur conserve, si je puis ainsi dire, toute son indépendance.

J'ai eu occasion d'observer un cerveau d'*idiote* dont je parlerai tout à l'heure, et qui présentait une disposition analogue. Y aurait-il un balancement de l'étage intermédiaire entre les deux autres? Serait-il, en quelque sorte, *attiré* vers l'un ou l'autre, suivant leur prédominance relative? Y a-t-il, sur ce point, entre les différentes races humaines, des différences appréciables? Toutes ces questions peuvent être proposées; mais, raisonnant encore d'après un nombre insuffisant d'observations, nous n'oserions pas les résoudre affirmativement.

Les plis de l'étage supérieur doivent être étudiés avec l'attention la plus scrupuleuse; leur extrémité postérieure se jette dans le sommet du premier pli ascendant et se confond avec lui; ils sont constamment au nombre de deux, à savoir :

Un pli supérieur qui longe la grande scissure cérébrale (pl. I, fig. 1.3'3'). Ce pli, fort simple et à peine flexueux dans la *Vénus hottentote,* est, dans l'Homme, blanc, large, flexueux, chargé d'incisures secondaires, et souvent subdivisé en deux plis secondaires.

Le pli inférieur 3.3. est plus flexueux; il se jette un peu en dehors, à sa partie postérieure, et, s'arrondissant d'une manière plus ou moins régulière, se termine enfin, au-dessous du précédent, dans le sommet du premier pli ascendant. Ces deux plis sont séparés par une scissure profonde bifurquée en arrière, et dont on reconnaît aisément l'analogue dans le Chimpanzé. (Voy. pl. II, fig. 1 et 2.)

C'est dans le cerveau de la *Vénus hottentote* et dans celui des *idiots* que ces plis m'ont offert la plus grande simplicité. Les plis de droite comparés à ceux de gauche

(1) Dans un cerveau curieux que je possède, ce pli fort simple se jette complétement dans l'étage supérieur.

présentent une symétrie remarquable au premier abord; c'est qu'en effet, suivant les belles observations de Willis, simplicité et symétrie sont ici choses corrélatives.

Je possède un cerveau curieux d'Homme blanc, dans lequel l'insula du côté gauche est resté complétement à découvert, et où la scissure de Sylvius est béante. Le développement ayant subi quelque obstacle, les plis de ce côté, beaucoup plus riches d'ailleurs que dans la *Vénus hottentote*, présentent, de la façon la plus claire, la disposition que je viens d'indiquer; mais, le cerveau s'étant normalement développé à droite, les deux hémisphères ne présentent aucune symétrie.

D'ailleurs cette symétrie n'existe jamais dans les cerveaux normaux de la race blanche. Le pli supérieur, contourné de mille manières et souvent divisé en deux plis secondaires, n'est jamais semblable des deux côtés du même cerveau. Le deuxième pli présente des irrégularités plus frappantes encore; on dirait que la nature, par un effort suprême, pour accumuler plus de plis dans ce point des hémisphères, les a, si je puis ainsi m'exprimer, foulés et chiffonnés. (Voy. pl. II, fig. 1 et 2.)

Aussi, dans la race blanche, la régularité primitive disparaît, et, pour retrouver ces formes simples que nous présente le cerveau de la femme *bojesmane*, il faut arriver au cerveau des blancs idiots par arrêt de développement cérébral.

Plis du lobe pariétal dans l'Homme.

Plis ascendants. — Les plis ascendants du lobe pariétal sont épais et assez flexueux; toutefois leur développement général est loin d'être en rapport avec celui du cerveau pris en totalité.

On doit remarquer la longueur de l'intervalle qui sépare la racine du deuxième pli, du sommet de la scissure de Sylvius. Le pli marginal, dans ce point, présente, chez l'Homme, de nombreux replis dont la masse forme un lobule, souvent assez grand, qui remplit cet intervalle. Ce lobule est particulier à l'Homme, et ne se retrouve ni dans l'*Orang* ni dans le *Chimpanzé*. (Voy. pl. I, fig. 1 et 2, A. A. A.)

Souvent du sommet de ce lobule s'élèvent un ou deux plis accessoires B qui montent au pli supérieur de passage; ils ont été déjà vus et bien décrits, mais n'offrent rien de constant dans leur nombre et dans leur disposition.

Pli courbe. — Le pli courbe, dont la racine est ascendante dans le *Chimpanzé*, est, dans l'*Homme* comme dans l'*Orang*, complétement sessile et naît au niveau du sommet de la scissure. Ce pli est le plus souvent assez grêle, et présente de nombreuses variétés (6. 6'. 6'.).

Plis du lobe temporo-sphénoïdal.

Le pli marginal inférieur de la scissure de Sylvius est, relativement, assez grêle dans l'Homme et médiocrement flexueux.

En revanche, l'étage moyen et l'étage inférieur du lobe, chargés de plis nombreux, ont un développement relatif très-considérable. Ces particularités, qui sont constantes, doivent être notées avec soin.

Plis du lobe occipital.

Ce lobe est, ainsi que nous l'avons déjà dit, extrêmement réduit; ses plis, d'une extrême irrégularité, semblent devoir échapper à toute description. Il n'y a, à sa limite antérieure, aucune trace d'opercule.

Cette limite antérieure, qui, dans la plupart des Singes, confine à la branche descendante du pli courbe, en est séparée, dans l'Homme, par un grand intervalle.

Cet intervalle est l'une des particularités les plus remarquables que présente le cerveau de l'Homme.

Il est comblé par quatre plis épais et flexueux, c'est-à-dire par les quatre plis de passage, simultanément et énormément développés, et tous les quatre devenus superficiels.

Pli supérieur de passage. — Le pli supérieur, très-flexueux, prolonge le lobule, singulièrement compliqué, du deuxième pli ascendant. Ce lobule et le pli de passage qui le prolonge jusqu'au lobe occipital forment, de chaque côté de la grande scissure cérébrale, une bande large et chargée de plis nombreux (5′ 5′ 5′ α).

Si maintenant, considérant dans son ensemble la face externe d'un hémisphère d'un cerveau humain, nous prenons pour point de départ les deux plis ascendants du lobe pariétal, ces deux plis sembleront diviser la face externe de l'hémisphère en deux régions presque symétriques.

Du pli ascendant en avant et du pli postérieur en arrière partiront,

1° Dans deux directions opposées, le pli surcilier et le pli marginal supérieur, qui, se recourbant l'un vers l'autre par leurs extrémités, enveloppent la vallée de Sylvius ;

2° Au-dessus de ces plis, l'étage moyen du lobe frontal et le pli courbe, qui n'atteignent point aux plis ascendants, pourront être symétriquement opposés ;

3° Enfin, de même que le sommet du premier pli ascendant est uni intimement aux plis de l'étage frontal supérieur, le sommet du deuxième pli ascendant se prolonge, par son lobule et par le pli de passage supérieur, jusque vers l'extrémité postérieure du cerveau.

Or, dans l'Homme et dans les Singes, ce prolongement en arrière du deuxième pli ascendant et ce prolongement en avant semblent le plus souvent (1) se développer d'une manière parallèle et avec une sorte d'équilibre. C'est dans le développement simultané de ces deux systèmes de plis que réside le caractère le plus frappant de supériorité du cerveau humain.

---

(1) Les *Cynocéphales* font exception à cette règle.

Deuxième pli de passage. — Le deuxième pli de passage est épais, flexueux et superficiel (ϵ).

Troisième et quatrième plis. — Le troisième et le quatrième pli, relativement peu développés, sont aisément comparés à ceux des Singes γ et δ.

Afin de compléter cette description des plis de la face externe de l'hémisphère, nous dirions ici quelques mots de ceux du lobe central, s'ils n'avaient déjà été décrits, par les auteurs modernes, avec une grande exactitude. Ils n'ont point, d'ailleurs, une aussi grande importance que les précédents et ne présentent rien de bien remarquable, sinon, toutefois, leur disposition rayonnante et leurs relations avec les plis que présente, dans l'intérieur de la vallée de Sylvius, son bord marginal supérieur.

En nous résumant, dans le cerveau humain le lobe frontal est énorme, et développé surtout dans son étage supérieur ; le lobe occipital est, au contraire, extrêmement réduit. Le lobe pariétal présente un lobule accessoire (lobule du pli marginal). Le lobe temporo-sphénoïdal, bien que très-développé, l'est, relativement au lobe frontal, beaucoup moins que dans les Singes. Enfin, et c'est là un caractère essentiel, DANS L'HOMME TOUS LES PLIS DE PASSAGE SONT SUPERFICIELS.

Ce fait, au point de vue de la comparaison des plis cérébraux de l'Homme et de ceux des Singes, est au plus haut point significatif. En effet,

1° Dans le *Chimpanzé*, le lobe occipital est grand et son opercule bien dessiné ; le pli courbe naît au devant du sommet de la scissure de Sylvius ; enfin le pli de passage supérieur manque, et le deuxième est caché.

2° Dans l'*Orang-Outang*, le lobe occipital est médiocre et son opercule incomplet. Le pli courbe est sessile, et naît au niveau du sommet de la scissure. Le pli supérieur de passage est grand et superficiel, et le deuxième est caché.

3° Dans l'*Homme*, le lobe occipital est extrêmement réduit, son opercule nul. Le pli courbe est sessile, et sa racine naît au niveau du sommet de la scissure. Les deux plis supérieurs de passage sont grands, flexueux, et tous les deux superficiels.

Cet ordre de succession si régulière, ce développement gradué ne parlent-ils pas assez haut? Il est impossible de le méconnaître après une étude aprofondie des faits. Le cerveau de l'*Orang* est plus semblable à celui de l'*Homme* que celui du *Chimpanzé*.

Les caractéristiques différentielles ne peuvent être aisément tirées de la considération du lobe antérieur, qui est développé d'une manière à peu près égale dans le *Chimpanzé* et dans l'*Orang*. Toutefois, si je compare les faits que j'ai observés aux figures qu'ont données Tiedemann en premier lieu, et après lui MM. Van-der-Kolk et Wrolick, il me semble qu'il y a plus de variétés dans la disposition des plis cérébraux de l'*Orang*. Le *Chimpanzé* présente, sous ce point de vue, quelques signes d'infériorité. Les plis cérébraux offrant, dans les différents individus de cette espèce, une uniformité plus grande, j'attache à ce fait une véritable importance, toutes les observations paraissant confirmer, sur ce point, les idées ingénieuses de Willis.

Ainsi, *dans un sens général et abstrait*, le cerveau de l'Orang-Outang est supérieur au cerveau du Troglodyte Chimpanzé.

Mais cette supériorité, dont l'idée naît de la considération abstraite du type, est-elle accusée, dans l'Orang, par une intelligence plus grande? A cette question, qui m'entraînerait dans les plus obscures profondeurs de la métaphysique, je répondrai hypothétiquement

— Oui, l'intelligence de l'Orang-Outang serait supérieure à nos yeux, si nous avions égard seulement à son type, à sa forme abstraite ; si, calculant, dans cette harmonie, la proportion de chaque faculté, l'énergie relative de chaque élément, nous pouvions en déterminer la nature.

— Non, si, négligeant la considération des modes de l'intelligence, nous ne mesurions que son énergie totale, *sa quantité*, si j'ose m'exprimer ainsi.

En un mot, selon mon hypothèse, l'intelligence de l'Orang et celle du Chimpanzé peuvent être *équivalentes*, mais elles ne sont point *égales*. J'abandonne, d'ailleurs, ces idées, que je n'énonce ici qu'accessoirement, au jugement des philosophes.

Plis de la face interne de l'hémisphère dans l'Homme.

Afin de compléter ce qui doit être dit, en général, des plis du cerveau humain, disons un mot des plis de la face interne de l'hémisphère.

Plis de la face interne. — Ces plis sont simples et très-remarquables. La scissure des hippocampes est presque absolument en ligne droite et horizontale. La scissure perpendiculaire interne change de direction, et, repoussée par le développement du lobe fronto-pariétal, s'incline fort en arrière. Le lobule occipital interne, compris entre ces deux scissures, est triangulaire et irrégulièrement divisé par un petit nombre de sillons peu profonds.

On remarque que ce lobule est, relativement au cerveau des Singes, fort développé ; en sorte que le lobe occipital, qui, dans les Singes, domine à la face externe de l'hémisphère, est, dans l'Homme, développé, surtout à la face interne.

Plis du lobe fronto-pariétal. — Le lobe fronto-pariétal est, comme toujours, formé de deux étages. L'inférieur confine au corps calleux. Très-simple en avant et formé d'un seul pli, il s'élève et se complique en arrière, où son extrémité postérieure se dilate en un lobule quadrilatère très-grand et chargé d'incisures, peu profondes d'ailleurs, qui le divisent en plis grêles et assez nombreux. En avant du lobe quadrilatère, ce pli donne à son bord supérieur quelques expansions lobées qui l'ont fait comparer, par Rolando, à une crête de coq. Le lobule quadrilatère, dont M. Foville a bien apprécié les limites, arrive à son maximum dans l'espèce humaine, et son développement est relatif à celui du pli de passage supérieur, auquel il correspond.

L'étage supérieur, simple dans les Singes, est, en général, fort compliqué dans l'Homme, flexueux et formé de deux plis bien distincts en avant. Ces plis se confondent en arrière, où cet étage se rétrécit d'abord pour se dilater enfin en un lobule terminal qui répond, vers le bord supérieur de l'hémisphère, au sommet des deux plis ascendants de la face externe.

Plis du lobe occipito-temporal. — Les plis du lobe occipito-sphénoïdal sont, relativement, assez réduits. Le pli unciforme est longitudinal, mince, à peine flexueux, relativement très-court, et n'atteint point jusqu'à l'extrémité du lobe; il ne porte, pour ainsi dire, aucune incisure. Les autres plis sont fort analogues à ceux des Singes.

Plis de passage. — Les plis de passage internes sont fort réduits, atrophiés et cachés au fond de la scissure. En revanche, un pli assez considérable passe, derrière le corps calleux, de l'angle inférieur du lobule quadrilatère à la partie moyenne du pli unciforme, et interrompt, dans ce point, la scissure des hippocampes; en sorte que la circonvolution crêtée et le pli unciforme semblent former, dans l'Homme, un arc continu bordant la grande ouverture de l'hémisphère. Cette disposition, particulière à l'Homme, est une anomalie, si l'on envisage l'ordre entier des Primatès. Ces réflexions étaient nécessaires pour résoudre une difficulté que l'existence de ce pli fait surgir, et qui embarrasse, au premier abord, la marche des comparaisons.

Jetons maintenant sur ces plis un coup d'œil général, et nous serons frappés de deux faits que je ne dois pas omettre ici. Ainsi, dans l'Homme,

1° Les plis cérébraux de la face interne sont beaucoup moins compliqués que ceux de la face externe;

2° A la face externe, les plis cérébraux, très-nombreux et très-profonds dans tous les points qui correspondent au lobe frontal, se dégradent de plus en plus à mesure qu'on marche vers les parties postérieures, en sorte que sur le lobule occipital ils ne sont plus séparés que par de simples incisures. Ces faits font ressortir l'importance relative de la région frontale du cerveau dans l'Homme; ils correspondent bien avec l'opinion des poëtes et des statuaires, et justifient, aux yeux de la raison, cet usage universel qui attache au front la plus noble des parures, et fait étinceler sur la plus importante région du cerveau humain le signe de la puissance souveraine.

§ XXV.

Voilà, d'une manière générale, les principaux caractères qui distinguent ou rapprochent les plis cérébraux de l'Homme de ceux des Singes. Disons maintenant quelques mots de ceux qui distinguent les cerveaux des différentes races ou espèces humaines. Je dis *espèce*, car l'unité de l'*espèce* est, parmi les Hommes, beaucoup moins apparente, à mon sens, que l'unité de genre, proposition qui ne paraît point contraire au texte de la Genèse, et qui ne peut avoir, à mon sens, aucun danger pour l'existence des lois imprescriptibles qui régissent les relations morales entre les différentes races d'âmes parlantes auxquelles Dieu a distribué la terre.

Cette partie de mon travail sera, à mon grand regret, extrêmement incomplète. La faute n'en est point à l'auteur. Cette imperfection résultera de l'absence presque complète de matériaux discutables, les voyageurs ayant, il est vrai, recueilli beaucoup de crânes, mais ayant, en revanche, complétement négligé la question qui nous occupe.

J'ai figuré, dans mes planches, un cerveau d'Homme blanc d'une intelligence probablement fort ordinaire, c'était un portefaix, et le cerveau d'une Femme bojesmane connue autrefois, à Paris, sous le nom de *Vénus hottentote*. Ce cerveau est une des pièces les plus précieuses de notre cabinet. Cette femme, disons-le tout d'abord, n'était point idiote. On peut remarquer, néanmoins, que les plis de son cerveau sont relativement très-peu compliqués. Mais, ce qui frappe surtout, c'est la simplicité, l'arrangement régulier des deux plis qui composent l'étage supérieur du lobe frontal. Ces plis, comparés de droite à gauche sur les deux hémisphères, présentent, ainsi que nous l'avons déjà indiqué, une symétrie presque parfaite, et que n'offrent jamais les cerveaux normaux de la race caucasique. Ils présentent, à la région frontale, un espace que l'œil distingue aussitôt (comparez, pl. II, les fig. 1 et 2). On le dirait, en effet, découpé sur le reste du cerveau. Cette régularité, cette symétrie rappellent involontairement la régularité, la symétrie des plis cérébraux dans les espèces inférieures. Il y a, sous ce rapport, entre un cerveau de blanc et ce cerveau de Femme bojesmane, une différence telle, qu'il est impossible de la méconnaître; et, si elle est constante, comme tout le fait supposer, elle constitue un des faits les plus intéressants qui aient encore été signalés.

En examinant avec une attention soutenue le cerveau de notre *Bojesmane*, je regrettais de ne pouvoir lui comparer des cerveaux d'*idiots* appartenant à la race blanche. Je supposais que les particularités que je viens de signaler dépendaient d'un *développement borné* du cerveau; elles devaient donc, *à priori*, se reproduire dans les *arrêts de développement* des races supérieures. Cette pensée est longtemps restée, dans mon esprit, à l'état d'hypothèse; mais elle a été enfin changée en certitude, le dimanche 17 avril 1853, à la suite d'une savante leçon de M. Baillarger sur l'idiotie. Ce célèbre psychiâtre, auquel la science doit de belles découvertes, montra, en effet, un cerveau d'idiote morte dans le service de M. Lélut, et qui lui avait été communiqué par l'élève interne de ce service. Ce cerveau était, au premier abord, remarquable par l'atrophie des lobes postérieurs. Mais quelle fut mon admiration lorsque, jetant un coup d'œil sur l'arrangement des plis cérébraux, je retrouvai ce groupe de plis réguliers occupant l'étage supérieur des lobes frontaux et reproduisant absolument, bien que sous un volume moindre, les formes que nous venons de signaler dans la Vénus hottentote. J'éprouve le regret de n'avoir pu dessiner ce curieux cerveau, afin d'en enrichir mon ouvrage; mais la science n'y perdra rien, M. l'élève interne dont j'ai parlé, et dont l'habileté est bien connue, se proposant de le publier avec l'observation qu'il a recueillie.

Depuis cette époque, M. le docteur Baillarger m'ayant permis d'examiner des moules de cerveaux d'idiots microcéphales de la collection de l'illustre M. Esquirol, j'ai retrouvé sur ces moules les mêmes formes plus réduites, plus simples, plus régulières encore. Enfin, dans l'hémisphère atrophié que j'ai décrit plus haut, la même apparence de l'étage frontal supérieur se reproduit encore. Ainsi, nous ne pouvons en douter, les plis frontaux de la Vénus hottentote accusent un développement borné inférieur à celui de l'Homme caucasique normal.

Ces conclusions, tirées de l'examen des circonvolutions, sont confirmées par une étude approfondie du cerveau considéré dans sa forme générale. Cette étude ne doit point être faite d'après des cerveaux extraits du crâne; la mollesse de ce viscère est telle et son poids est, dans l'Homme, si considérable, que, dépouillé des enveloppes qui le soutenaient, il perd aussitôt sa forme naturelle. Aussi doit-on prendre, d'après les procédés très-exacts dont l'art du mouleur s'est enrichi dans ces derniers temps, l'empreinte de l'intérieur des crânes eux-mêmes. Cette empreinte, sauf un peu d'exagération dans le volume, reproduit la forme réelle du cerveau et permet d'apprécier de curieuses différences. En comparant ainsi la forme de l'intérieur du crâne dans la *Vénus hottentote* et dans des individus adultes appartenant à la race blanche, on peut constater que le volume du cerveau de la *Vénus hottentote* n'atteint point à la grandeur moyenne qu'il présente dans la race blanche (1). La courbe antéro-supérieure est moins convexe que dans l'Homme blanc; enfin les fosses orbitaires sont plus concaves, et on observe, au niveau de l'extrémité antérieure du lobe temporo-sphénoïdal, un étranglement très-marqué qui résulte d'une prédominance très-remarquable du pli surcilier. Cette disposition paraît résulter d'un moindre développement des étages supérieurs. Les cerveaux des fœtus appartenant à la race blanche la présentent au maximum, alors que l'opercule de la scissure de Sylvius ne recouvre point encore le lobe central; elle est encore bien apparente au moment de la naissance, mais elle s'efface peu à peu par les progrès du développement, et vers l'âge adulte elle a complétement disparu.

Le cerveau de la *Vénus hottentote* est donc, à tous égards, inférieur à celui des blancs arrivés au terme normal de leur développement. Il ne peut être mis en parallèle qu'avec le cerveau des blancs idiots par arrêt de développement cérébral.

Or la *Vénus hottentote* n'était point idiote. Ce cerveau peu développé était en harmonie avec son organisation, et le résultat de cette harmonie était une intelligence suffisante, bien qu'assez faible. Un cerveau pareil, dans un Homme blanc, ne pourrait se concilier qu'avec l'idiotie, ou tout au moins avec l'imbécillité; c'est que, dans la Vénus hottentote, ce cerveau, quel qu'il fût, était le terme d'un développement achevé. Dans l'Homme blanc, au contraire, un cerveau pareil est un avortement, c'est le terme

---

(1) Voyez Blumenbach, *Decas quinta craniorum*, pl. XLV.

forcé d'un développement anormal. Ce cerveau, dans la Femme bojesmane, n'est qu'un signe d'*infériorité;* c'est un signe de *dégradation* dans un Homme blanc.

Ces faits soulèvent immédiatement les questions les plus élevées.

On observe, dans la race blanche, qu'un arrêt de développement du cerveau avant la puberté produit nécessairement l'imbécillité ou même l'idiotie. L'intelligence d'un enfant croît et s'élève normalement jusqu'à dix ou onze ans. Le développement de son cerveau s'arrête, non-seulement son intelligence ne croît plus, mais il la perd. Il n'était point idiot, il le devient. Un arrêt de développement n'arrête pas seulement, il abaisse, il anéantit (1).

Cette remarque fait pressentir qu'un développement égal de deux cerveaux n'implique point une intelligence égale, si ces cerveaux appartiennent à des espèces, à des races différentes.

Réduisons, en effet, un cerveau d'Homme au volume et au degré d'un cerveau de *Chimpanzé* ou d'*Orang*. L'Orang et le Chimpanzé ont peu d'intelligence, sans doute; mais, quelle qu'elle soit, cette intelligence leur suffit. Ils connaissent leurs besoins, en poursuivent l'objet avec finesse, se meuvent avec adresse, portent, dans la mesure de leur intelligence, des jugements immédiats, mais pleins de sagacité, sur les choses qui les intéressent; en un mot, ils ne sont point idiots. Cependant un cerveau d'Homme, ramené à ce degré, serait celui de l'idiot le plus absolu, incapable de vouloir, de sentir, de coordonner ses mouvements, moins vivant que machinal, et dégradé jusqu'aux plus infimes degrés de l'automatisme.

De même le cerveau de la *Vénus hottentote* lui *suffisait;* loin d'être idiote, elle n'était point imbécile. Un blanc, avec un pareil cerveau, serait nécessairement affecté d'idiotisme.

On peut donc formuler la proposition suivante :

« *Deux cerveaux appartenant à deux hommes de races différentes sont également développés. Le plus intelligent de ces deux cerveaux est celui qui appartient à la race inférieure.* »

C'est qu'en effet toute chose arrivée au terme normal de son développement suffit.

---

(1) On montre en ce moment à Londres deux individus appartenant à une race jusqu'ici inconnue, et qu'on désigne mal à propos, sans doute, sous le nom d'*Aztecs*. Quoi qu'il en soit, ces Aztecs sont des hommes en miniature, et le volume de leur tête n'excède pas celui d'un enfant naissant de la race blanche. Ils sont, d'ailleurs, parfaitement proportionnés et très-vifs, très-gais, et ne donnent aucun signe d'idiotisme. Cette circonstance seule oblige de les considérer, avec M. Henri de Saussure, comme constituant une race particulière, et de rejeter complétement cette idée trop légèrement avancée par d'habiles auteurs, d'une réduction obtenue par les pratiques d'une spéculation coupable. D'ailleurs je soupçonne que, loin d'appartenir à une race américaine, ces individus sont originaires de l'Afrique centrale. L'existence de cheveux très-crépus le ferait seule soupçonner ; mais ce qui fortifie singulièrement cette présomption, ce sont ces narrations des Cafres qui affirment qu'à l'occident de leur pays existent des peuplades de Pygmées dont la taille ne dépasse pas 1 mètre. Les naturels les désignent sous le nom d'*Ikoës* (Délégorgue, *Lettre inédite* à M. le docteur Labourdette). Voyez, à ce sujet, dans l'*Illustration*, 1853, page 124, un article et des figures publiées par M. Henri de Saussure.

Réciproquement ce qui suffit est arrivé au terme de son développement normal. La *suffisance* d'un cerveau peu développé chez notre Bojesmane implique l'infériorité absolue de sa race. Je dis race, peut-être devrais-je dire *sous-espèce;* ce mot, admirablement créé par M. Chevreul, indiquant le rapprochement excessif d'espèces, cependant distinctes, dans un genre humain (1).

Car nous ne pouvons nous livrer ici aux rêveries charitables des philanthropes, et poursuivre je ne dis pas la rédemption, mais l'exaltation des races sauvages. La perfectibilité indéfinie, qu'on célèbre, n'est, à l'égard de la race blanche elle-même, qu'un sophisme dangereux. La forme sociale se perfectionne sans doute, les siences, les méthodes progressent, les institutions s'améliorent; mais, ce qui caractérise essentiellement certaines races, ce n'est point précisément la civilisation, c'est une tendance innée imprescriptible vers la civilisation, c'est, si je puis ainsi dire, l'instinct de l'état social. Aussi, tandis que l'état social diffère chez des peuples émanés des mêmes sources, suivant les temps ou les circonstances, ils demeurent néanmoins les mêmes *en puissance,* et la forme naturelle est invariable dans les siècles.

Cette grande question nous semble avoir été jugée, par Joseph de Maistre, avec une admirable profondeur. Élevez-vous jusqu'aux origines de l'histoire, il y a des degrés divers chez certaines races, une aspiration perpétuelle vers la science depuis le commencement des âges connus. Accablées, par moments, sous le poids de malheurs effroyables, obscurcies par des ténèbres profondes, leur gloire éclate cependant à tous les instants de leur durée par des fulgurations perpétuelles; il y a en elles une soif, innée de science, d'art et de liberté, qui ouvre leur esprit à toute annonce de vérité, qui les rend crédules même par excès de passion, et les jette, vers le meilleur, au travers de révolutions incessantes. D'autres races, au contraire, tendent, depuis le commencement des siècles, vers l'isolement. Rassemblées par la nécessité des besoins matériels, mais dans les limites étroites de la famille ou tout au plus de la peuplade, elles tendent, par la haine, à une dissociation incessante, et en dehors des besoins sensuels n'ont

---

(1) On a fait grand bruit, dans ces derniers temps, de certaines narrations d'indigènes, d'après lesquelles existeraient dans l'intérieur de l'Afrique (au sud du Soudan) plusieurs *espèces* d'hommes caractérisées par des formes exceptionnelles. Les unes semblent confirmer l'opinion des anciens sur l'existence, en Afrique, d'un peuple de Pygmées; d'autres plus incroyables encore parlent de certains hommes pourvus d'une véritable queue. Voilà sans doute des bruits qu'un homme sage ne peut immédiatement accepter, et à l'égard desquels il use d'une extrême réserve; mais si, par impossible, ils étaient fondés, il faudrait admettre qu'il y a dans le groupe humain des degrés divers d'organisation, comprenant des espèces supérieures sans queue et des espèces à queue plus ou moins longue, de même que l'on voit parmi les animaux le même groupe contenir des espèces Anoures et des espèces Urodèles.

C'est ainsi que nous passons régulièrement des Orangs aux Semnopithèques, des Chimpanzés aux Macaques et peut-être des Gorilles aux Cynocéphales. S'il en était ainsi, le type humain, loin de ne comprendre qu'une seule espèce, embrasserait plusieurs espèces et même plusieurs genres. Ne serait-ce pas le cas de dire avec Pline : « *Quam multa fieri non posse, prius quam sint facta, judicantur!* » (*Hist. nat.*, liv. VII, ch. II.) Mais il ne faut rien préjuger. — Voyez, à ce sujet, Ducouret, *Note sur la race des Ghilánes* (*Comptes rendus*, 1849, tome XXIX, p. 213). — Ducouret, *Note de deux voyageurs récemment revenus d'Afrique*, MM. Arnaud et Vayssières; même recueil, tome XXIX, p. 451, et — Francis de Castelnau, *Renseignements sur l'Afrique centrale et sur une nation d'hommes à queue qui s'y trouverait.* Paris, J. Bertrand, 1851.

d'autre instinct que la guerre; elles sont *sauvages*, en un mot, comme les autres sont *sociales*. Les unes cherchent la civilisation; les autres, après l'avoir connue, aspirent vers leurs forêts ou leurs déserts, et livrées à leurs propres forces, abandonnées à leurs instincts, en dehors de la tyrannie ou du gouvernement des races étrangères, elles semblent devoir être éternellement sociales ou sauvages.

Les principes que nous venons d'invoquer ne s'appliquent pas seulement aux organes cérébraux, ils s'étendent à tous les systèmes organiques. Dans tous ces systèmes, la *suffisance* d'une forme inférieure implique l'infériorité du type zoologique. Aussi ne puis-je considérer comme exprimant une vérité absolue cette ingénieuse proposition que, dans la série entière comme dans chaque groupe naturel considéré à part, les espèces inférieures sont comme des embryons des plus élevés; en sorte que, dans cette hypothèse, toute infériorité résulte d'un arrêt de développement. C'est là une théorie poétique et séduisante pour l'imagination; mais, après une discussion approfondie des faits, elle semble ne pouvoir être acceptée. Et, en effet, un développement qui arrive à son terme normal, quelque inférieur que ce terme puisse être, n'est point un développement arrêté. Arrivé à ce terme, l'animal est parfait; un développement plus grand serait en dehors de la règle, et ne créerait que des monstres. Autre chose, en effet, est de dire qu'un mouvement est arrêté par un obstacle ou qu'il s'est terminé. Ce qui est achevé est bon en soi; ce qui n'est point achevé n'a point encore la perfection qui lui est propre, et dans laquelle est la condition de son existence.

Aussi, malgré une infériorité relative très-apparente, certaines races sauvages ne peuvent-elles être considérées comme imparfaites. Les *Nègres*, les *Bojesmans*, les *Botocudes*, comparés aux races blanches, ne sont point des enfants arrêtés dans leur développement, ce sont des êtres achevés; mais les sommets de ces races s'élèvent, dans l'ordre de la création, à des hauteurs inégales. Ainsi, pour ne rien affirmer *à priori*, est-il au moins extrêmement probable que le genre humain, pareil, au point de vue des choses matérielles, à certains genres zoologiques, peut comprendre plusieurs espèces distinctes.

Il n'y aurait aucun danger à soulever cette idée au sujet des animaux; mais il s'agit de l'Homme, et on va crier au blasphème. De pareilles propositions, dira-t-on, contredisent les textes sacrés. Je le crois d'autant moins que le texte de la Genèse, sur ce point, n'est pas exempt d'obscurité, et peut donner lieu à des interprétations diverses. Vous tendez au matérialisme, dira-t-on ailleurs, comme si, le cerveau étant nécessaire à l'intelligence comme l'œil à la vision, une bonne constitution de cet organe n'était pas exigible dans la mesure même de cette nécessité. L'âme, considérée comme l'entéléchie du corps, en suit la fortune; et quand Buffon, pour mieux démontrer l'immatérialité de l'âme, invoque, avec Tyson, une similitude imaginaire entre le cerveau de l'Homme et celui du Troglodyte Chimpanzé, ne semble-t-il pas nuire à la cause éminente qu'il défend, et que de pareilles légèretés pourraient compromettre (1)? N'eût-il pas mieux valu accepter les idées de Leibnitz, et en reconnaissant le fait irrécusable de la nécessité du corps, *secundum statum præsentem*, distinguer l'esprit, en tant que puissance, de l'intelligence en tant que phénomène? Or, à ce point de vue, qui pourrait nier que l'intelligence n'ait pour condition nécessaire l'intégrité des organes, la perfection du corps vivant, du microcosme dans lequel l'âme règne pour un temps au delà duquel l'histoire de l'Homme et des animaux échappe au domaine de la science?

Quant aux conséquences désastreuses pour la morale qu'on prétendrait tirer des faits sur lesquels j'insiste sans arrière-pensée, elles tombent d'elles-mêmes, et les difficultés

---

(1) Voici ce que dit Tyson:

« Since Therefore in all respects the Brain of our Pygmie does so exactly resemble a Man's, I might here make the « same Reflection the Parisians did upon the *Organs* of *Speech*, *That there is no reason to think*, *that Agents do* « *perform such and such Actions*, *because they are found with Organs proper Thereunto* : For then our Pyg- « mie might be really a Man. »

On lira avec intérêt le passage curieux sur lequel Tyson s'appuie dans cet article.

« Les muscles de l'os hyoïde, de la langue, du larynx et du pharynx, qui servent, la plupart, à articuler la pa- « role, étaient entièrement semblables à ceux de l'Homme et beaucoup plus que ceux de la main, dont néanmoins le « Singe, qui ne parle point, se sert presque avec autant de perfection que l'Homme. Ce qui fait voir que la parole « est une action plus particulière à l'Homme et qui le distingue davantage des brutes que la main, qu'Anaxagore, « Aristote et Galien ont estimée être l'organe que la nature a donné à l'Homme comme au plus sage de tous les ani- « maux, peut-être faute d'avoir fait cette réflexion. Car le Singe se trouve pourvu, par la nature, de tous ces orga- « nes merveilleux de la parole avec tant d'exactitude, que même les trois petits muscles qui prennent leur origine « de l'apophyse styloïde ne lui manquent pas, quoique cette apophyse soit extrêmement petite. Cette particularité « fait encore voir que ceux-là n'ont pas raison, qui tiennent *que les agents exercent leurs actions*, *parce qu'il se* « *rencontre qu'ils ont des organes pour cela. Car, selon ces philosophes, les Singes devraient parler*, *puisqu'ils* « *ont les instruments nécessaires à la parole.* » (Voyez Perrault, *Mémoires pour servir à l'histoire des animaux*, *description de deux Sapajous*, *etc.* Paris, 1676.) Perrault ne tient ici aucun compte des instruments *du langage intérieur*, dont le langage extérieur n'est que l'image. Il confond à tort le signe avec la chose, il se trompe et Tyson se trompe avec lui.

Tyson ajoute encore en parlant des animaux :

« What actuates them, are the Humours and Fluids : and Animal Life consists in their due and regular motion in « this Organical *Body*. But those nobler Faculties, in the *Mind of Man*, must certainly have a higher Principle. » (Tyson, *Anatomy of a Pygmie*. London, 1699, page 55). Nous retrouvons ici les idées de Willis.

Dans ces différentes propositions Tyson n'est pas absolument conséquent avec lui-même; il avait, en effet, reconnu que dans son Pygmée les régions orbitaires du cerveau étaient beaucoup plus excavées que dans l'homme, ce qui méritait bien d'être compté pour quelque chose.

Buffon n'a pas été plus exact.

Après avoir noté quelques différences générales, il ajoute en parlant de l'Orang :

« Toutes les autres parties du corps, de la tête et des membres, tant intérieures qu'extérieures, sont si *parfaitement semblables* à celles de l'Homme, qu'on ne peut les comparer sans admiration et sans être étonné que d'une « conformation si pareille et d'une organisation qui est *absolument la même* il n'en résulte pas les mêmes effets. « Par exemple, la langue et tous les organes de la voix sont *les mêmes* que dans l'Homme, et cependant l'Orang ne « parle pas. Le cerveau *est absolument de la même forme et de la même proportion*, et il ne pense pas. Y a-t-il « une preuve plus évidente que la matière seule, quoique parfaitement organisée, ne peut produire ni la pensée, « ni la parole qui en est le signe, à moins qu'elle ne soit animée par un principe supérieur ? » (*Histoire naturelle*, tome XIV, page 61, Paris, 1766.)

Voilà à coup sûr une magnifique thèse appuyée sur les plus mauvaises raisons. L'enthousiasme de Buffon avait, d'ailleurs, gagné ses dessinateurs, dont les planches relatives au Chimpanzé, tome XIV, pl. I, et tome VII du supplément, pl. I, sont de ridicules caricatures de l'Homme, bien inférieures, à tous égards, à la figure que Lecat a donnée du Chimpanzé (*Traité du mouvement musculaire*, 1765), et même à celles de Tyson.

à priori, qu'on voudrait élever, s'évanouissent. De l'infériorité innée et indéfinie de certaines races humaines, que dis-je? d'une distinction précise d'espèces différentes dans un genre humain, il ne découle rien d'odieux ni d'offensant pour la morale. Différents par l'espèce, tous ces êtres hiérarchiquement inégaux appartiendraient cependant à un même genre : ils seraient Hommes, doués de la parole, intelligents, et par conséquent respectables; car il est naturel, et selon Dieu, que la force aide la faiblesse, que le voyant dirige l'aveugle, que la science guide l'imbécillité. La loi d'humanité, qui protége et entoure de soins maternels les idiots les plus monstrueux, les crétins les plus dégradés, s'étend à toutes les races humaines. Il n'y a contre elles ni droit de violence, ni droit de mensonge, ni droit de mort. Contre les faibles, il n'y a que le droit de charité.

Nous avons successivement analysé les plis cérébraux de l'Homme et des Primatès de l'ancien continent, passons maintenant aux Singes américains; et, après avoir vu comment l'organisation cérébrale s'agrandit et se développe, recherchons suivant quelle voie s'opèrent la dégradation successive et l'anéantissement des plis cérébraux dans les Sapajous, dans les Sagouins et dans les Ouistitis.

TROISIÈME PARTIE.

DESCRIPTION DES PLIS CÉRÉBRAUX

DANS LES SINGES AMÉRICAINS.

§ XXVI.

Les Singes du nouveau continent, qu'à l'exemple d'Erxleben nous nommerons *Cebus* ou *Cèbes* (1), forment, à côté des Singes de l'Ancien Monde, une nouvelle série, à la fois très-voisine et très-distincte de la première par un mélange singulier d'analogies et de différences que d'habiles zoologistes ont fait parfaitement ressortir. Toutefois, considérée dans son ensemble, cette deuxième série des Singes se développe dans un plan inférieur. Ainsi les premiers animaux de cette série sont moins élevés que les premiers Pithèques, et les derniers Pithèques, quelle que soit, d'ailleurs, leur infériorité, demeurent très-supérieurs aux derniers des Singes américains.

On pourrait même dire que, dans les Pithèques, la dégradation des genres, au point

(1) Cette expression, malheureusement adoptée, est mauvaise, et devra être abandonnée dans les révisions ultérieures du règne animal. Le Κῆϐος d'Aristote n'est point un Sapajou, mais une Guenon ou un Macaque. Les zoologistes devraient éviter de se mettre ainsi en contradiction avec l'histoire. Εϛι δε ὁ μεν Κῆϐος, Πίθηκος εχων ὀυράν (Aristote, *Historiæ anim.*, lib. II, § 13).

de vue de l'organisation cérébrale, est un fait que la raison seule aperçoit après une discussion approfondie, et cette dégradation typique, étant beaucoup *plus idéale* que réelle, peut, au premier abord, n'être point aperçue.

Dans les Singes américains, au contraire, la dégradation marche régulièrement aux yeux de l'observateur : le type et l'individu décroissent d'une façon parallèle; si bien que les passages sont visibles, et ces passages rendent plus facile la lecture des lois qui régissent l'ensemble.

Il y a parmi les Singes américains quatre groupes bien tranchés.

Le premier comprend les *Hurleurs*, les *Atèles*, les *Ériodes* et les *Lagotriches;*

Le second contient les *Saïs* et les *Sajous;*

Au troisième se rattachent les *Sagouins*, les *Aotes* et les *Sakis;*

Au quatrième, enfin, les *Pinches* et les *Ouistitis.*

PLIS CÉRÉBRAUX DES CÈBES DU PREMIER GROUPE OU SAPAJOUS.

Je décrirai le cerveau des Sapajous 1° d'après celui de l'*Atèle Belzébuth;* 2° d'après le cerveau du Lagotriche de Humboldt. J'ai le regret de n'avoir pu examiner ni le cerveau des Alouates ni celui des Ériodes; il n'a point été en mon pouvoir de combler cette lacune (1).

§ XXVII.

PLIS CÉRÉBRAUX DE L'ATÈLE BELZÉBUTH.

Le cerveau des *Atèles,* du moins celui du *Coaïta,* est, si on le compare au cerveau des Singes de l'ancien continent, extrêmement anormal. Il est, autant que j'en ai pu juger par des cerveaux conservés depuis longtemps dans l'esprit-de-vin, assez allongé, eu égard à sa hauteur. Vu par la face supérieure, il est assez large dans son ensemble, mais un peu atténué en avant. — La hauteur du lobe frontal est beaucoup plus considérable que celle du lobe occipital; ce qui donne au cerveau des *Atèles* une physio-

---

(1) Je regrette d'autant plus de n'avoir pu étudier le cerveau des *Alouates* (Mycetes, Illig.), que ces animaux paraissent occuper le premier rang parmi les Singes américains. Cette nouvelle série n'a, en effet, ni *Orangs*, ni *Gibbons*, ni *Chimpanzés*, ni *Gorilles*, mais elle a, si je puis dire ainsi, ses *Semnopithèques;* et dans ce degré elle accuse une perfection relative plus grande par la métamorphose singulière à l'aide de laquelle certains organes, signes d'infériorité sériale, sont transformés en organes nouveaux doués de fonctions supérieures. C'est ainsi que la queue, appendice inutile chez les Singes de l'ancien continent, devient chez les Singes supérieurs du nouveau un doigt préhenseur, où la sensibilité la plus exquise est unie à l'énergie la plus grande; en sorte que cette queue reçoit le rôle d'une cinquième main. Ainsi ce caractère tiré de la présence d'une queue, qui implique dans le type des Singes américains une infériorité relative, se trouve, pour ainsi dire, anobli dans les Sapajous des premiers genres; en sorte que, tout en conservant les caractères d'infériorité qui distinguent leur groupe, ils s'élèvent néanmoins par un subterfuge divin où la merveilleuse puissance de la nature apparaît dans toute sa splendeur.

nomie toute particulière. Quant au lobe temporal, il est assez allongé, mais peu saillant, et relativement assez grêle dans toute son étendue.

Si nous envisageons maintenant la disposition générale des plis à la surface du cerveau, nous serons frappés, au premier abord, de la richesse de ces plis sur la moitié postérieure du cerveau, et de leur pauvreté, si l'on considère la moitié antérieure. Cette différence établit un contraste si frappant, qu'au premier abord le lobe antérieur paraît absolument lisse. Au reste, ces plis présentent de telles anomalies, qu'il faut une véritable attention pour déterminer exactement leurs analogies et marquer la limite précise de ces anomalies.

Il serait même à peu près impossible d'y arriver avec certitude, si la comparaison du cerveau de l'Atèle avec celui du Lagotriche et des Saïs ne résolvait pas les difficultés successives qui vont se présenter à nous.

1° La première difficulté est relative à l'étendue de la scissure de Sylvius. Elle semble, en effet, se relever en K (pl. XII, fig. 7 et 8) et se prolonger jusqu'au bord supérieur de l'hémisphère. Or, si on écarte les lèvres de cette longue scissure, on voit qu'elle est interrompue, au point K, par un pli intermédiaire, très-petit il est vrai, mais qu'on retrouve plus grand et plus développé dans le *Lagotriche*.

Ce pli limite supérieurement la scissure de Sylvius.

2° Il y a une deuxième difficulté. Quelle est, en arrière, la véritable limite du lobe antérieur? Pour résoudre cette difficulté, il faut comparer encore le cerveau de l'*Atèle* à celui du *Lagotriche* et du *Saï*.

On voit alors que la scissure qui sépare le lobe frontal du premier pli ascendant est située très-près de l'extrémité antérieure du cerveau, au devant du coude de la scissure de Sylvius. Le lobe frontal est donc singulièrement réduit; ses trois étages sont, d'ailleurs, assez faciles à distinguer dans l'*Atèle*.

3° Le sillon qui limite en arrière le premier pli ascendant est très-reculé; il répond au sommet de la scissure de Sylvius. L'épaisseur du premier pli ascendant est donc énorme; elle est presque égale à la longueur de la portion externe de la scissure. Deux sillons assez profonds divisent ce pli : l'un, supérieur, est horizontal; l'autre, inférieur, est oblique, et n'est qu'une exagération de celui que nous avons observé dans la Mone.

4° Le deuxième pli ascendant, beaucoup moins épais que le précédent, est divisé en deux plis secondaires à sa partie supérieure.

5° Le pli courbe est fort remarquable. Il naît, comme dans l'Homme, un peu en arrière du sommet de la scissure; mais sa disposition est fort différente. Il s'élève, en effet, assez haut, et sa direction se confond si bien avec celle du pli marginal postérieur, qu'il peut à peine en être distingué. Arrivé au-dessous de la portion inclinée di deuxième pli, il se recourbe, et descend, comme à l'ordinaire, dans le lobe temporal.

Désormais toutes les difficultés sont, pour nous, résolues. Nous reconnaîtrons aisément le lobe postérieur; ce lobe est d'une grandeur médiocre. Outre son incisure fondamentale, il présente quelques incisures secondaires dont la direction est ascendante. Son bord postérieur est tronqué, en sorte qu'il est plus élevé que long.

En avant, ses limites sont mal déterminées. En effet, la scissure perpendiculaire externe est oblitérée par le développement des plis de passage, *qui sont très-grands et tous superficiels.*

Cette circonstance est remarquable en ce que, jusqu'à présent, nous ne l'avons signalée que dans l'espèce humaine. Quant au lobe temporal, ses plis ne présentent rien de particulier.

Plis cérébraux de la face interne.

Les plis cérébraux de la face interne sont faciles à reconnaître. La scissure perpendiculaire interne forme un angle droit avec la scissure des hippocampes, qui est à peu près horizontale. Le lobule interne du lobe occipital, compris dans leur écartement, est triangulaire, comme dans l'espèce humaine, et couvert d'incisures.

De même que, dans l'Homme, les plis de passage internes sont cachés et réduits à des vestiges à peine reconnaissables.

En résumé, le cerveau de l'Atèle diffère essentiellement du cerveau de tous les Pithèques 1° par la réduction du lobe frontal; 2° par l'épaisseur énorme du premier pli ascendant; 3° par l'anéantissement presque complet du pli qui limite supérieurement la scissure de Sylvius; 4° enfin par la disposition des plis de passage externes, qui, pareils à ceux de l'Homme, sont tous superficiels.

§ XXVIII.

CERVEAU DU LAGOTRICHE DE HUMBOLDT.

Nous n'aurons qu'un mot à dire du cerveau du *Lagotriche*, qui est un cerveau d'*Atèle* légèrement modifié.

1° Le premier pli ascendant est un peu moins épais;

2° Le sommet de la scissure de Sylvius est mieux déterminé;

3° Le deuxième pli de passage est à peine indiqué et caché sous l'opercule;

4° Les plis postérieurs sont moins riches.

Sauf ces différences, la description qui convient aux plis cérébraux de l'Atèle convient également aux plis cérébraux du Lagotriche.

Tels sont les plis cérébraux de l'Atèle et du Lagotriche. Ces plis offrent un type tranché. Toutefois, la série de mes observations n'étant point complète, je n'ose dire absolument de quelles parties doivent être tirées les caractéristiques essentielles du premier groupe. Je suppose qu'elles seront fournies par le premier pli ascendant, par le sommet de la scissure de Sylvius, enfin par l'origine du pli courbe et aussi par les plis de passage.

C'est ce qui sera un jour confirmé, je l'espère, par l'étude du cerveau des *Ériodes* et des *Mycètes*.

CERVEAU ET PLIS CÉRÉBRAUX

DES SINGES AMÉRICAINS DU DEUXIÈME GROUPE OU SAJOUS.

§ XXIX.

Les *Saïs* et les *Sajous*, qui forment, en apparence, deux genres extrêmement voisins, diffèrent singulièrement au point de vue de leur organisation cérébrale. Je pense qu'en comparant attentivement des *Saïs* et des Sajous parfaitement adultes, d'un âge je ne dis pas égal, mais *relativement égal*, on arriverait à découvrir, dans leurs caractères extérieurs, des différences tranchées ; mais ces *justes* comparaisons ne sont pas toujours aussi aisées qu'on le pense. Quoi qu'il en soit, le cerveau du Saï diffère beaucoup de celui du Sajou.

Plis cérébraux du Saï capucin.

Le cerveau du *Saï capucin* rappelle à la fois le cerveau des *Atèles* et celui des *Guenons* ou des *Macaques*.

La région fronto-pariétale rappelle assez bien celle des *Atèles*. Elle est très-grande, très-développée. Le lobule frontal y est très-court ; mais, en revanche, le premier pli ascendant est extrêmement épais. Le deuxième pli ascendant est assez grêle à sa racine ; il n'est point subdivisé, à sa partie supérieure, comme celui des *Atèles*. D'ailleurs l'ensemble de ces parties rappelle assez bien la disposition des plis antérieurs dans les Cèbes du premier groupe.

Mais au delà les différences commencent.

En effet, les plis marginaux de la scissure de Sylvius sont parfaitement dessinés, et le pli courbe rappelle assez bien, par sa disposition, le pli courbe des Singes de l'ancien continent. Sa branche descendante est large et épaisse, tandis que, dans l'*Atèle* et le *Lagotriche*, elle est mince et déliée.

Le lobe temporal ne présente rien de remarquable, sauf peut-être l'extrême simplicité de ses plis. Quant au lobe occipital, il est très-court ; mais sa hauteur est considérable. Sa face externe, sauf deux ou trois incisures fort légères et probablement variables, est absolument lisse.

Mais, ce qu'il faut surtout remarquer, c'est la disposition toute particulière des plis de passage.

Ainsi 1° le pli supérieur manque;

2° Le deuxième pli de passage, né du sommmet du pli courbe, forme un coude très-sensible et remonte jusqu'au sommet du lobe occipital. *Ce pli est superficiel dans toute son étendue.* Ainsi, dans le Saï, l'opercule est presque nul.

Les plis de la face interne sont moins anormaux que ceux de la face externe. Le lobule occipital interne est fort étroit; en revanche, les plis de passage internes sont très-considérables. La scissure des hippocampes est très-profonde dans sa partie postérieure. Sa branche supérieure de bifurcation est fort élevée, ce qui est en rapport avec la hauteur du lobe occipital. La scissure longitudinale du lobe fronto-pariétal est empennée de petits sillons qui viennent s'y perdre. Quant aux plis du lobe occipito-temporal, de même que ceux de la face externe, ils sont extrêmement minces.

Tels sont les plis cérébraux du *Saï capucin*. Ils présentent, comme on l'a vu, des caractères exceptionnels. La figure du cerveau ne l'est pas moins, comme on peut s'en convaincre par la considération des figures de l'atlas. Vu par sa face supérieure, il est assez régulièrement ovale, et son extrémité antérieure est grande et arrondie. Ce caractère a été mieux saisi que les autres, par M. Tiedemann, dans la figure qu'il a donnée du *S. capucina*.

La face externe du cerveau a également une physionomie propre due surtout à la forme singulière du lobe occipital.

Outre le cerveau du *Saï capucin*, j'ai eu occasion d'étudier le cerveau du *Saï à gorge blanche* (*Cebus hypoleucus*). La disposition des plis est la même, dans cette espèce, que dans celle dont nous venons de décrire sommairement le cerveau.

§ XXX.

PLIS CÉRÉBRAUX DU SAJOU BRUN (*Cebus apella*).

Le cerveau des Sajous diffère à tel point de celui des Saïs, qu'il serait bien difficile, au premier abord, de les grouper dans la même catégorie.

Par sa forme générale, ce cerveau rappelle assez bien celui des Guenons. Il est seulement plus globuleux, et ses plis, mieux nourris, sont coupés, selon leur direction, par un grand nombre d'incisures variables. La face interne de l'hémisphère ne présente, non plus, rien de particulier au premier abord. Vu par sa face supérieure, le cerveau est à peu près ovoïde, mais son extrémité antérieure n'est point arrondie; elle est légèrement anguleuse, disposition qui rappelle le lobe antérieur des *Guenons* et des *Cynopithèques*.

Les plis de la face externe, comparés à ceux du *Saï*, méritent d'être attentivement étudiés.

Les plis du lobule frontal sont très-simples, mais normaux. Le premier pli ascendant, si large à sa racine dans le *Saï* et dans les *Atèles*, a ici une racine assez étroite. Le deuxième est légèrement incliné en arrière, au-dessus d'un pli courbe parfaitement dessiné, mais dont la branche descendante est assez grêle. Le lobe temporal est grand et assez saillant, ce qui tient à une obliquité plus marquée, dans le Sajou que dans le Saï, de la scissure de Sylvius. Le lobe occipital est développé et assez bien subdivisé en trois étages. Son opercule est tranchant et *complet*, et cache un pli de passage semblable à celui du *Saï*, mais qu'on ne peut voir qu'en écartant beaucoup les lèvres de la scissure perpendiculaire externe. On voit aussi que le pli supérieur manque absolument; ce caractère est assez important. En effet, ce pli existe à la fois dans les *Pithèques* et les *Cèbes* du premier groupe; il manque à la fois dans les Pithèques et les Cèbes du second. Son absence paraît donc indiquer une dégradation véritable.

J'ai déjà dit que, par sa figure générale, le cerveau des *Sajous* ressemble singulièrement à celui des *Guenons;* il ne peut être confondu avec aucun autre. Il paraîtra donc utile de résumer ici l'ensemble des caractères qui peuvent servir à le distinguer.

1° Le cerveau des *Sajous* est plus globuleux que celui des *Guenons*.

2° Le pli de passage supérieur externe existe dans les *Guenons;* il manque dans les *Sajous*.

3° Si nous en exceptons le *Patas*, dans toutes les *Guenons* le deuxième pli de passage est fort réduit; il est grand, dans les *Sajous*, comme dans les vrais *Macaques*.

4° Dans les *Guenons*, la scissure des hippocampes est relevée en arrière; elle est horizontale dans les *Sajous*.

On peut s'étonner, d'ailleurs, que les différences entre deux groupes aussi éloignés soient aussi peu tranchées. N'est-il pas surprenant, en effet, qu'au premier abord le cerveau du *Sajou* diffère moins du cerveau des Guenons que du cerveau des *Saïs?*

C'est là une anomalie, ou du moins une apparence d'anomalie, que nous n'avons pas encore eu le bonheur d'expliquer. Il faut avouer cette lacune; elle montre combien il faut être réservé dans l'énoncé de certaines règles générales que l'esprit conçoit *à priori*, et combien il faut se défier d'un entraînement, légitime d'ailleurs, qui nous porte à la recherche des lois suivant lesquelles les faits épars dans la nature se disposent, aux yeux de l'observateur, en séries régulières, simples et intelligibles (1).

---

(1) Les Saïs et les Sajous sont, en général, confondus dans un même groupe; quelques zoologistes même ne paraissent point les distinguer. Le fait que je signale ici ne semble pas favorable à ce rapprochement excessif. Il semble nous dire que de la similitude apparente des formes extérieures on ne peut conclure à la similitude absolue des choses intérieures et, par conséquent, à l'unité de l'espèce. A ce sujet, on ne saurait trop désirer de voir tous les zoologistes accepter enfin les règles lumineuses que M. Chevreul a données, touchant la manière de distinguer entre les variétés simples, les races, les sous-espèces et les espèces elles-mêmes, en accordant à chacune de ces divisions le degré d'importance qu'elle a dans la nature.

En poursuivant l'application de ces règles, nous déciderions jusqu'à quel point les différences que deux êtres voisins présentent permettent à la génération de s'accomplir, et jusqu'à quel point la fécondité persiste dans les produits hybrides de ces générations. Par là nous arriverions sans doute à déterminer les limites naturelles du sous-genre et

Les *Sajous* sont les derniers Singes qui présentent le système complet des plis cérébraux.

Dans les *Sagouins* et les *Ouistitis*, que nous allons maintenant étudier, la dégradation va s'opérer avec une rapidité singulière, mais en même temps avec une régularité qui la rend au plus haut point significative. Peut-être aurai-je occasion de démontrer, plus tard, de quelle importance est, pour la philosophie zoologique, la connaissance des faits que nous allons sommairement indiquer.

PLIS CÉRÉBRAUX DES CÈBES DU TROISIÈME GROUPE.

§ XXXI.

PLIS CÉRÉBRAUX DES SAGOUINS.

Le cerveau des *Sagouins* présente un exemple curieux de la dégradation des plis cérébraux dans les Singes américains.

Sa forme générale conserve le caractère qu'elle a dans tous les Singes. La masse du cerveau est assez globuleuse et le lobe temporal très-saillant. Le lobe occipital recouvre la totalité du cervelet.

Ainsi, au point de vue de sa forme, de la proportion de son volume avec le corps tout entier et des relations de ses différents lobes entre eux, le cerveau des Sagouins ne paraît pas inférieur au cerveau des autres Singes.

Toutefois, en examinant les choses de plus près, on remarque, dans la direction de la scissure de Sylvius, une modification singulière. Elle est plus relevée que dans aucun autre Singe; aussi le lobe fronto-pariétal est-il singulièrement réduit quant à sa longueur.

Le système des plis s'est singulièrement simplifié.

Les scissures du lobe frontal sont presque complétement effacées. Il en est de même de celles de l'extrémité occipitale.

Les seules scissures qui ont persisté sont 1° la scissure de Sylvius; 2° la scissure parallèle; 3° mais, dans le Moloch seulement, la scissure qui limite supérieurement le pli courbe. Cette scissure manque dans le Saïmiri et le Douroucouli.

---

du genre. Dès lors les divisions arbitraires disparaîtraient de la science, et les systèmes deviendraient l'expression et, si j'ose le dire ainsi, l'image de la nature.

En ouvrant cette grande voie, M. Chevreul a élevé la botanique et la zoologie au rang des sciences expérimentales. Ce n'est pas là seulement perfectionner la science; la perfectionner de cette façon, c'est véritablement la créer de nouveau.

Il n'y a donc, à la face externe du cerveau, que trois plis bien distincts ; à savoir, le pli marginal postérieur, qui est fort épais, le sommet du pli courbe et le pli temporal moyen.

Sur la face interne de l'hémisphère, le cerveau est absolument lisse au-dessus du corps calleux. Il est profondément divisé, en arrière, par la scissure des hippocampes. Un sillon assez marqué sépare les plis ou plutôt la face interne du lobe temporal de sa face externe.

Tels sont les plis des *Callithrix*. Dans l'Aote Douroucouli, le sillon du pli courbe manque ou paraît manquer. Le pli marginal postérieur est donc le seul pli qui soit bien distinct sur la face externe ; c'est un nouveau pas dans la simplification.

Je n'ai eu occasion d'étudier aucun cerveau de *Saki*. Je suppose que chez eux la réduction des plis est plus avancée encore.

Dans les Pinches, il y a encore un vestige de la scissure parallèle ; mais, dans les Ouistitis, sauf la scissure de Sylvius, qui existe encore, il n'y a plus ni sillons ni incisures, et la surface du cerveau est tout à fait unie. D'ailleurs sa forme générale ne se distingue en rien de celle du cerveau des autres Singes, et, si une main habile traçait sur ce cerveau les plis du *Sajou*, chacun d'eux y trouverait sa place. Mais c'est à tort qu'on a cru pouvoir déterminer nettement, dans la série des phases que parcourt le cerveau humain dans son évolution, le moment où pour toute la vie s'arrête le cerveau des Ouistitis.

De ces faits découle, au point de vue de l'anatomie comparée, une conséquence importante.

Dans le groupe le plus élevé du règne animal, dans le groupe le plus *beau*, puisque des transitions évidentes le conduisent jusqu'à la perfection de l'espèce humaine, il peut y avoir des animaux absolument dépourvus de plis cérébraux.

De même, tandis que les Makis, ces chefs des Insectivores, ont des plis cérébraux évidents et profonds, les derniers Makis et les Insectivores auront un cerveau absolument lisse. Je pourrais pousser plus loin ces observations, mais je me réserve d'y revenir dans un travail subséquent, où je démontrerai la vérité des propositions suivantes :

1° Dans chaque catégorie naturelle des Mammifères, chaque *groupe défini* présente un type particulier d'organisation cérébrale.

2° Le type n'est point caractérisé par l'absence ou par la présence de plis cérébraux, mais par la forme intrinsèque du noyau cérébral et des hémisphères, et quand les plis existent par le mode d'arrangement de ces plis.

3° Parmi ces groupes il en est dans lesquels, du premier animal au dernier, s'opère une dégradation évidente et naturelle; d'autres, au contraire, ne paraissent point offrir une dégradation essentielle et visible.

4° Or, quand bien même les plis, riches et développés dans les premières espèces du groupe, seraient complétement annihilés dans les dernières, ces espèces, comparées les unes avec les autres, auraient néanmoins une ressemblance commune. Ainsi, en effaçant par la pensée les plis cérébraux des premières, on retrouverait, au terme de ces réductions, le cerveau des dernières, et en dessinant sur le cerveau des dernières les sillons et les plis que le type commande on reproduirait le cerveau des premières.

Donc, de ce qu'un animal a des plis cérébraux, on ne peut rigoureusement conclure à sa supériorité. L'Échidné a des circonvolutions; l'Ouistiti, la Chauve-Souris et l'Écureuil n'en ont point. Ainsi des plis cérébraux peuvent enrichir un type inférieur; mais, en rendant plus parfait l'animal qui les présente, ils ne l'élèvent point au-dessus de son groupe. Ils ne le mettent jamais au niveau des groupes supérieurs. Quelque réduite que soit, dans les Ouistitis, la réalisation du type, ce *type abstrait* est cependant supérieur à celui que l'analyse découvre dans le cerveau des Phoques, si grandes que soient, d'ailleurs, leur intelligence et la richesse de leurs plis cérébraux.

§ XXXII.

Ce cerveau des Ouistitis et des Pinches, parfaitement caractérisé malgré l'absence complète de plis à sa surface, inspire, au premier abord, la pensée d'une correspondance possible avec un certain âge du cerveau des Singes supérieurs et de l'Homme, étudiés pendant la période fœtale. Il y a, en effet, un moment où le cerveau du fœtus humain n'a point de plis; sa surface est alors unie. Le cerveau de l'Homme serait-il, à cette époque, la représentation d'un cerveau d'Hapale? aurait-il, plus tard, les caractères du cerveau des Sagouins? s'élèverait-il enfin successivement, par une suite de degrés parallèles à ceux de l'échelle zoologique, passant des formes inférieures à des formes plus parfaites, et réalisant ainsi d'une manière transitoire les conditions où s'arrêtent toutes les espèces qui composent la série des Primatès? Toutes ces questions peuvent être posées, et elles présentent assez d'intérêt pour n'être point déplacées ici.

Je n'ai point eu l'heureuse occasion d'étudier des cerveaux de fœtus d'Orangs ou de Chimpanzés. Le fœtus de Gibbon dont j'ai parlé avait déjà un cerveau très-plissé. Je n'ai pas été plus heureux à l'égard des autres Singes. Enfin les figures du cerveau du fœtus humain qui ont été publiées jusqu'ici étaient insuffisantes au point de vue où je me trouve placé

Heureusement un habile médecin dont je m'honore d'être l'ami, M. le docteur Ricard de Morgny, me remit, il y a quelques années, un fœtus de vingt-deux à vingt-trois semaines environ. Ce fœtus était parfaitement frais, et je pus, sans trop de difficulté, extraire un cerveau d'une admirable conservation. Ce cerveau, que je possède encore, est figuré pl. XI de l'atlas, fig. 1, 2, 3. Il n'a point encore ces plis profonds qui l'auraient caractérisé plus tard; toutefois il a une physionomie toute particulière. Le lobe frontal est très-long, mais assez étroit, surtout relativement à la largeur des régions sphénoïdales. L'opercule de la scissure de Sylvius n'existe point encore, en sorte que l'insula est complétement à découvert. Un pareil cerveau est, sous le rapport du développement général de la forme comme au point de vue de sa constitution histologique, très-inférieur à un cerveau d'Ouistiti. Il n'est point arrivé à sa forme définitive, bien loin de là; et cependant, malgré cette infériorité actuelle, des signes de supériorité apparaissent, des incisures sèment le lobe antérieur, une scissure peu profonde indique la séparation du lobe occipital, très-réduit, d'ailleurs, dès cette époque. Le reste de la surface cérébrale est encore absolument lisse.

Ainsi, sur ce cerveau actuellement inférieur au cerveau d'un Ouistiti, la supériorité future est indiquée; il n'y a pas là de phase concordante. Au moment où ce cerveau était encore absolument lisse, il ne représentait pas davantage un cerveau d'*Ouistiti*, puisque l'insula était plus à découvert encore.

Passons au cerveau des *Sagouins*, et examinons si un parallèle entre ce cerveau et celui du fœtus humain est plus favorable à l'hypothèse que nous combattons; nous ne le croyons pas.

Dans le *Callithrix moloch*, que nous prenons pour type, le cerveau est surtout large en avant. Le lobe occipital, au contraire, est fort réduit; les plis temporaux seuls sont bien marqués. Ce sont les plis temporaux qui dominent.

Ils dominaient aussi dans ce fœtus de *Gibbon* que j'ai décrit plus haut. Il y a donc, entre ces cerveaux et celui du fœtus humain, une différence fondamentale. Chez celui-ci, longtemps avant que les plis temporaux apparaissent, les plis frontaux *essayent* d'exister.

Ces faits, rapprochés, d'ailleurs, de beaucoup d'autres, permettraient peut-être d'énoncer cette règle générale, que *les parties qui doivent un jour dominer absolument apparaissent les premières, bien que leur perfection ne s'achève qu'après le développement complet de tous les autres systèmes;* comme si la prévoyance de la nature cherchait à accorder un temps aussi long que possible au développement des choses les plus importantes.

Ainsi, entre le cerveau lisse d'un Ouistiti et le cerveau lisse dû fœtus humain, il n'y a aucune correspondance nécessaire et réelle. Les naturalistes qui formulent des lois générales ne sauraient trop se convaincre de la nécessité de ne jamais considérer isolément l'évolution d'un seul caractère dans un organe; c'est là un abus de l'abstraction que la véritable méthode n'autorise point. Les formules abstraites, qui sont l'expression des vérités générales, ne sont *vraies* qu'à la condition de résulter d'une connaissance suffisante de tous les faits corrélatifs que l'observation fait apparaître dans le sujet que l'on considère. Or, dans l'histoire du cerveau, il y a trois faits corrélatifs unis dans le même sujet, différents, mais inséparables. Ces faits sont 1° le développement histologique; 2° le développement de la forme générale ou première; 3° le développement des formes accessoires surajoutées ou secondaires. En d'autres termes, nous avons à considérer à la fois les éléments anatomiques du cerveau, sa forme générale et ses plis.

Pour que deux cerveaux soient égaux, semblables, comparables l'un à l'autre non par un caractère abstrait, mais par l'ensemble de leurs caractères, il faut qu'en eux tout soit semblable, tout soit de même degré. Le cerveau sans pli d'un fœtus humain peut, sans doute, être comparé, sous ce rapport abstrait de l'absence des plis, au cerveau sans plis d'un Hapale; mais de cette similitude partielle ne peut résulter l'idée d'une ressemblance totale, car la forme générale du cerveau d'un fœtus humain diffère alors de celle d'un cerveau d'Ouistiti. Les éléments anatomiques d'un cerveau d'Ouistiti adulte sont adultes et complets; ceux d'un cerveau lisse d'embryon humain sont encore imparfaits et à peine ébauchés. Que dis-je? le cerveau lisse d'un Ouistiti est complet et achevé dans sa forme générale, dans l'évolution de ses éléments anatomiques, dans les relations réciproques de ses parties intérieures, et cependant il n'a point de plis. Longtemps avant d'être parfait dans sa constitution histologique et dans sa forme générale, le cerveau du fœtus humain présente déjà les indices des circonvolutions futures.

Si nous écrivions ici un traité général, ces règles et ces observations trouveraient à chaque instant une application naturelle.

C'est ainsi que, parmi les naturalistes qui étudient l'évolution du système vasculaire, quelques-uns établissent, d'après la considération de ce système isolé, certaines concordances entre les formes d'un fœtus de mammifère d'un certain âge et celles de certains ovipares; donc, disent ces philosophes, à l'époque où ces concordances existaient, le fœtus d'un mammifère était comparable à un reptile! Voilà la conséquence de ces conclusions tirées d'un système incomplet d'observations; voilà le résultat de cet oubli de la règle la plus élevée qu'ait formulée la méthode cartésienne, celle de faire, avant toute chose, le dénombrement complet des éléments du problème que l'on considère. Et, en effet, qui ne voit qu'à l'époque où les cavités du cœur communiquent encore, le fœtus d'un mammifère n'a déjà plus ni un squelette, ni un cerveau, ni un poumon de Reptile? qu'un Homme chez lequel le cœur est demeuré incomplet par arrêt de développement, n'est cependant ni un Saurien, ni un Batracien, ni un Poisson? Qui n'aperçoit immédiatement l'évidence de l'erreur? C'est qu'en effet un animal quelconque n'est point une seule chose; c'est une unité complexe ou concrète résultant de l'accord de plusieurs éléments dont l'évolution n'est point toujours et nécessairement parallèle, et qui, par conséquent, peuvent se combiner, dans des proportions variables à l'infini, dans ces groupes divers dont le règne animal se compose. Plus l'observation des faits naturels étendra ses conquêtes, et plus on demeurera convaincu qu'il n'y a aucune assimilation possible entre les états transitoires d'un fœtus en voie de développement et l'état définitif d'un autre animal parfait et achevé. C'est qu'il y a dans un fœtus quelconque, outre les conditions organiques de l'existence fœtale, une tendance vers l'état futur. A côté des organes par lesquels il subsiste, il s'en développe de nouveaux qui n'ont aucun rapport nécessaire avec son existence actuelle, mais par lesquels il doit vivre un jour sous une forme nouvelle. Ainsi, durant toute la vie fœtale, le présent est gros de l'avenir; et, parce qu'il y a entre tous les faits du développement un enchaînement nécessaire, rien ne peut être expliqué, dans cette suite de transitions ordonnées et de métamorphoses, que par la fin, par le terme de l'être vivant parfait et achevé. De là des différences inévitables, entre tous les animaux, à toutes les époques de leur existence; l'état futur de l'animal est déjà écrit dans les premiers linéaments du germe. En un mot, il y a dans le premier état une puissance déterminée de produire et d'amener le dernier; vérité incontestable, principe fondamental en philosophie naturelle, et que M. Chevreul a formulé sous ce titre : Principe de l'état antérieur.

RÉSUMÉS GÉNÉRAUX.

§ XXXIII.

Après avoir exposé en détail les résultats donnés par les analyses particulières, il est utile de les rapprocher dans un résumé rapide; par là les différences deviennent plus sensibles et les analogies plus saisissables. Nous répéterons ici ce que nous avons dit ailleurs, mais nous le répéterons d'une façon plus concise; et de même que l'œil compare mieux les objets qu'il peut embrasser à la fois, de même l'intelligence conçoit mieux les vérités générales quand elle resserre la chaine des faits sur lesquels ces vérités reposent.

Les hémisphères cérébraux sont essentiellement composés de lames nerveuses superposées, formant deux grandes poches ou bourses qui enveloppent chacune des moitiés du noyau de l'encéphale. Dans les premiers temps de la vie fœtale, ces bourses se moulent fort exactement autour des ventricules latéraux, et les hémisphères sont alors absolument lisses; mais, à mesure que le fœtus avance en âge, les expansions rayonnantes de l'axe se développent, elles soulèvent en des points déterminés la membrane des hémisphères. Ces soulèvements, se dessinant de plus en plus, forment des collines que séparent des vallées plus ou moins profondes; nous donnons à ces vallées le nom de scissures, de sillons, d'incisures, suivant leur ordre de grandeur. Quant aux collines elles-mêmes, nous leur donnons le nom de plis cérébraux; ces plis, en se groupant d'une façon régulière, forment des régions ou lobes, qui sont des divisions naturelles de l'hémisphère cérébral.

Nous distinguons cinq lobes sur la face externe de l'hémisphère des Primatès. Un de ces lobes est *le lobe central;* il répond à ce bouton terminal de l'axe autour duquel s'enroulent les ventricules latéraux. Les autres lobes sont disposés autour du lobe central et plus élevés que ce dernier lobe; ils se développent en entourant ce groupe intermédiaire : aussi le lobe central est-il caché dans le fond d'une grande vallée. Cette vallée est la scissure de Sylvius.

On distingue aisément 1° le lobe frontal, qui forme l'extrémité antérieure de l'hémisphère. 2° Le lobe pariétal. Ces deux lobes sont situés au-dessus de la scissure de Sylvius. 3° Le lobe temporo-sphénoïdal, situé au-dessous d'elle. 4° Enfin le lobe occipital, qui forme l'extrémité postérieure de l'hémisphère, et qu'une scissure à peu près droite, *scissure perpendiculaire externe,* sépare du lobe pariétal.

Les plis cérébraux sont marqués sur les différents lobes d'une façon très-simple. Nous divisons le lobe frontal en deux lobules : le lobule orbitaire, dont les sillons, à l'exception du sillon qui loge le lobe olfactif, sont très-irréguliers, et le lobule frontal, qui se subdivise aisément en trois étages horizontaux et parallèles, à savoir :

1° L'étage frontal inférieur, ou pli surcilier; 2° l'étage frontal moyen; 3° enfin l'étage frontal supérieur. Ce pli paraît le plus important des trois. Simple dans les Guenons, il se subdivise dans les Primatès les plus élevés de chaque groupe, et dans l'Homme blanc il se décompose en trois plis larges et flexueux. Cette division, dont on retrouve des traces dans l'Orang et dans le Chimpanzé, est un signe évident de perfection relative.

Les plis pariétaux ont une direction ascendante qui se rapproche plus ou moins de la perpendiculaire; ils sont au nombre de trois. 1° *Le premier pli ascendant.* Ce pli reçoit, à sa partie supérieure, l'extrémité du pli frontal supérieur. 2° *Le deuxième pli ascendant.* Ce pli forme un coude à sa partie supérieure, se dilate plus ou moins, et se prolonge jusqu'à la scissure perpendiculaire externe. Cette portion supérieure du deuxième pli ascendant fournit de bons caractères à l'aide desquels on peut aisément distinguer les vrais Macaques, où elle est longue, des Rhésus et des Chéropithèques, où elle est fort réduite. Nous lui donnons le nom de lobule du deuxième pli ascendant. 3° *Le pli courbe.* Ce pli naît tantôt au devant du sommet de la scissure de Sylvius, comme dans les Guenons, les Macaques, les Cynocéphales, les Saïs, les Sajous et les Sagouins; tantôt au sommet de la scissure, comme dans les Semnopithèques, les Gibbons, les Orangs et les Atèles; tantôt, derrière ce sommet, comme cela a lieu dans l'espèce humaine. Ce pli a une portion ascendante qui appartient au lobe pariétal et une branche ascendante qui appartient, en partie, au lobe temporal.

Les plis temporaux sont également au nombre de trois; ils sont parallèles entre eux et à la scissure de Sylvius. On distingue aisément 1° le *pli temporal* supérieur, qui borde inférieurement la scissure de Sylvius, et que nous nommons aussi, pour cette raison, *pli marginal postérieur*. 2° Le *pli temporal moyen.* Ce pli est séparé du pli temporal supérieur par un sillon très-profond, le sillon parallèle; le pli temporal moyen fait suite à la branche descendante du pli courbe. 3° Le *pli temporal inférieur*. Ce pli est parallèle aux précédents et n'en est pas toujours bien distinct; son extrémité postérieure passe au lobe occipital.

Le lobe occipital est subdivisé à son tour, dans quelques individus, en trois étages principaux, à savoir l'étage inférieur, l'étage moyen et l'étage supérieur, tous les trois horizontaux et parallèles. Mais ces dispositions sont fort irrégulières, et l'étage inférieur seul est bien distinct.

Ainsi, par une coïncidence singulière, le lobe frontal, les lobes pariétal, temporal et occipital comprennent chacun trois plis ordinairement bien définis; ce qui, outre les plicatures irrégulières du lobule orbitaire, donne, pour la face externe du cerveau, *douze plis principaux* entourant la vallée de Sylvius.

Outre ces plis, il faut encore en noter quatre qui passent du lobe occipital au lobe temporal et au lobe pariétal.

Je les nomme *plis de passage*.

Le premier pli de passage, pli supérieur, unit le lobule du deuxième pli ascendant au sommet du lobe postérieur.

Le deuxième pli unit le sommet du pli courbe à l'étage supérieur du bord occipital.

Le troisième pli est intermédiaire au pli temporal moyen et à l'étage moyen du lobe occipital.

Le quatrième pli, enfin, unit à l'étage inférieur du lobe occipital le pli moyen du lobe temporal.

De ces quatre plis, les deux derniers sont constamment superficiels. Quant aux deux plis supérieurs, ils méritent d'être attentivement considérés. Ainsi tantôt ils existent à la fois, comme dans les Guenons, les Semnopithèques, les Gibbons, les Orangs, l'Homme et les Atèles.

Tantôt le premier pli manque, comme cela a lieu dans les Chéropithèques, les Macaques et le Chimpanzé parmi les Pithèques, les Saïs et les Sajous parmi les Cèbes.

A. Lorsque les deux plis supérieurs existent simultanément, ils peuvent être tous les deux cachés sous le bord antérieur du lobe occipital, qui forme alors, au-dessus de la scissure perpendiculaire, un opercule tranchant. Ce cas est celui que présentent les Guenons.

Dans un deuxième cas, le deuxième pli seul est caché sous l'opercule; le supérieur est grand, flexueux et superficiel. C'est ce qu'on voit évidemment dans les Semnopithèques, et probablement aussi dans les Colobes; dans les Orangs et les Gibbons, et parmi les *Cèbes* dans le Lagotriche.

Dans un troisième cas, les deux plis sont à la fois grands et superficiels, et la scissure perpendiculaire est alors complétement oblitérée, ce qu'on observe dans l'Homme, et par une exception unique, parmi les Singes, chez les Cèbes du genre Atèle.

B. Lorsque le deuxième pli seul existe chez un Pithèque, il est constamment caché. Les Macaques et les Chéropithèques en sont la preuve, mais les Cèbes font exception à cette loi. Ainsi, dans les Sajous, ce pli est caché sous l'opercule du lobe postérieur, mais il est superficiel dans les Saïs.

Ainsi la considération de ces plis est d'une extrême importance; elle révèle des caractères d'un emploi facile et sûr, elle résout une des plus grandes difficultés que soulève la comparaison générale du cerveau de l'Homme et du cerveau des Primatès.

§ XXXIV.

Des divisions correspondantes à celles que nous avons signalées sur la face externe de l'hémisphère cérébral se retrouvent sur la face interne, mais avec une différence fondamentale.

Ainsi, au lieu d'un lobe central, nous trouvons sur la face interne une grande ouverture centrale; cette ouverture conduit dans la cavité de l'hémisphère. En d'autres termes, c'est l'ouverture de la bourse à laquelle l'ensemble des couches corticales de l'hémisphère est comparé.

Les lobes de la face interne de l'hémisphère se développent autour de cette ouverture comme ceux de la face externe autour du lobe central.

Deux scissures principales divisent cette face interne. L'une, à peu près horizontale, est étendue de l'extrémité postérieure du cerveau au sommet du lobe temporal et côtoie le bord inférieur de l'ouverture centrale. Sa partie postérieure, celle qui est derrière l'ouverture centrale, est profonde; l'antérieure, celle qui suit le bord inférieur de l'ouverture centrale, est oblitérée. Nous nommons cette scissure *scissure des hippocampes*.

L'autre scissure principale est presque perpendiculaire dans les Guenons et les Macaques. Située derrière la grande ouverture centrale, au-dessus de la scissure des hippocampes, elle répond à la scissure perpendiculaire externe. Nous la nommerons *scissure perpendiculaire interne*.

Nous appelons *lobe fronto-pariétal* toute cette partie de la face interne qui est située au devant de la scissure perpendiculaire interne et au-dessus du lobe temporal.

Cette partie de la face interne qui est comprise en arrière entre la scissure des hippocampes et la scissure perpendiculaire recevra le nom de lobule occipital interne.

Le lobe *occipito-temporal* est étendu de l'extrémité postérieure de l'hémisphère au sommet de la saillie temporale; il est limité, en haut, par la portion profonde de la scissure des hippocampes et par la grande ouverture cérébrale.

Les plis de ces différents lobes sont très-simples.

Le lobe *fronto-pariétal* comprend deux plis concentriques s'enroulant autour du corps calleux et de l'ouverture cérébrale. Une longue scissure les distingue.

Le pli qui limite l'ouverture est le pli de la zone interne. Le second pli entoure celui-ci; c'est le pli de la zone externe. A sa partie postérieure, le pli de la zone interne se relève, s'élargit et forme le lobule quadrilatère dont les plis, quand ils existent, sont fort irréguliers. Ce lobule semble représenter, sur la face interne du cerveau, le lobe pariétal de la face externe.

Les plis du lobule occipital interne sont, en général, très-simples; ils ne sont bien marqués que dans l'Homme, l'Orang, le Chimpanzé et les Atèles, encore les incisures qui les séparent sont-elles peu profondes. Leur disposition est indéfiniment variable.

Les plis du lobe occipito-temporal sont mieux définis. Nous distinguons 1° *le pli temporal supérieur interne* ou *pli godronné*. Ce pli, très-grêle, fait suite au pli de la zone interne et borde inférieurement la grande ouverture centrale. 2° *Le pli temporal moyen interne*. Il borde la scissure des hippocampes et parcourt toute la longueur du lobe occipito-temporal. 3° *Le pli temporal inférieur interne*. Ce pli, parallèle au précédent, se confond avec le pli temporal inférieur externe, et ne forme, avec lui, qu'un seul pli, pli temporal inférieur.

Le pli temporal moyen interne est le plus remarquable de ces trois plis. Sa terminaison, son lobule et son crochet, sa structure même l'ont rendu l'objet d'une attention générale.

Ainsi les plis de la face interne sont en très-petit nombre. Cinq plis, à savoir les deux plis du lobe fronto-pariétal et les trois plis temporaux et deux lobules, le lobule quadrilatère et le lobule occipital interne, complètent cette énumération. Outre ces plis, plis principaux, il y a la face interne de l'hémisphère des plis de passage, à savoir 1° deux plis de passage passant du lobule quadrilatère au lobule occipital, et dont l'inférieur borde la scissure des hippocampes. Ces deux plis présentent de nombreuses variétés. 2° Dans l'Homme, un pli fort large unissant l'angle antéro-inférieur du lobule quadrilatère au pli temporal moyen. Ce pli interrompt la continuité de la scissure des hippocampes et sépare nettement la partie profonde de cette scissure de sa partie oblitérée. Sa disposition est telle, que les anthropotomistes ne font du pli de la zone interne et de la partie antérieure du pli temporal moyen qu'un seul pli entourant l'ouverture cérébrale, qu'ils désignent sous le nom *de circonvolution crochue, de circonvolution de l'ourlet*. Mais le cerveau de l'Homme fait à cet égard exception, et peut-être jugera-t-on qu'une exception ne peut servir de base à une description générale.

La face interne du cerveau présente chez les différents Primatès beaucoup moins de modifications que la face externe.

Nous remarquerons surtout les variations que présente la position relative de l'ouverture cérébrale. Dans les Primatès les plus élevés, elle s'éloigne de l'extrémité antérieure du cerveau et se rapproche de la postérieure; dans les Singes des groupes inférieurs, elle s'éloigne, au contraire, de plus en plus de l'extrémité postérieure du cerveau pour se rapprocher davantage de l'extrémité frontale.

Dans les Singes peu élevés, la scissure perpendiculaire interne est très-voisine du bord postérieur de l'ouverture cérébrale ; mais, dans les Singes plus parfaits, elle s'en éloigne de plus en plus, et tout l'espace qu'elle parcourt en reculant est occupé par le lobule quadrilatère, qui grandit ainsi de plus en plus. Le lobule occipital, singulièrement refoulé, s'incline en arrière, et prend ainsi cette forme triangulaire qui est si remarquable dans l'espèce humaine.

Les plis temporaux internes présentent peu de différences essentielles.

On doit remarquer ici que la richesse des plis sur la face interne, comme sur la face externe, est fort inégalement répartie. Sur l'une et l'autre face, à mesure qu'on passe à des êtres plus dégradés, elle se déplace, et passe des parties antérieures aux parties postérieures du cerveau.

Ainsi, dans des Singes très-différents, on pourrait concevoir une égale quantité de plis cérébraux ; mais cette quantité ne serait pas distribuée, dans les uns et dans les autres, d'une manière semblable. On peut donner, en quelques mots, une idée générale de ces déplacements.

1° Le lobe frontal et le lobule du deuxième pli ascendant dominent exclusivement, et c'est le cas de l'espèce humaine.

2° Le lobe frontal et le pariétal se partagent la prééminence, comme on le voit dans l'Orang, les Gibbons et même les Semnopithèques.

3° Le lobe pariétal domine seul ; exemple, les vrais Macaques, l'Atèle, le Lagotriche et le Saï.

4° Le lobe pariétal et le lobe occipital sont simultanément développés ; exemple, les Guenons, les Macaques à queue courte et le Papion.

5° Le lobe occipital l'emporte exclusivement; exemple, le Mandrill.

§ XXXV.

Telle est la marche de ce déplacement singulier chez les Singes qui ont un système complet de plis cérébraux. Quand les divisions s'effacent, les derniers plis qui persistent sont les plis moyens, à savoir le pli courbe, et surtout le pli marginal postérieur, et dans les Ouistitis ces plis eux-mêmes s'effacent à leur tour. Mais la scissure de Sylvius persiste encore, et la position de cette scissure montre à quel point, dans ces derniers Primatès, les parties postérieures du cerveau l'emportent sur les parties antérieures.

Toutes ces choses pourraient être exprimées par des mesures, mais l'emploi des mesures n'est pas une chose toujours sûre et facile.

Énoncées d'une façon générale, les propositions que j'ai formulées sont vraies ; énoncées avec trop de précision, elles ne traduisent plus les oscillations des choses et l'étonnante variété de la nature.

La véritable méthode est celle-ci : quand on donne dans les comparaisons anatomiques des longueurs et des angles, il ne faut point exprimer ces longueurs et ces angles par un seul nombre absolu, mais par deux nombres exprimant entre quelles limites extrêmes ces longueurs et ces angles varient dans l'état normal de l'espèce.

Que deviendrait, en effet, une classification fondée sur la mesure de l'angle facial d'un seul nègre, d'un seul blanc, d'un seul Orang-Outang, sur la mesure des canines d'un seul individu, sur la taille d'un seul, sur la couleur d'un seul ?

Ce grand principe de la philosophie chinoise, l'invariabilité dans le milieu, s'applique à tout. La vérité n'est point dans un seul fait, mais dans tous les faits; elle est dans les moyennes, c'est-à-dire dans une suite d'abstractions formulées d'après le plus grand nombre d'observations possible.

Un jour peut-être pourrai-je proposer des mesures, et compléter ainsi mon travail actuel ; mais, outre les difficultés inséparables d'une semblable recherche, il y a une difficulté presque insoluble, celle de déterminer rigoureusement les points de repère. Peut-être, en cherchant à le faire, ai-je essayé l'impossible. Du moins, il faut l'avouer, tous mes efforts dans ce but ont été infructueux.

DE L'IMPORTANCE RELATIVE DES LOBES ET DES PLIS CÉRÉBRAUX

ET EN PARTICULIER DE CEUX DE LA FACE EXTERNE.

§ XXXVI.

Il n'est point sans intérêt de revenir un instant sur cette question de l'importance relative des lobes et des plis. On sent qu'il ne s'agit point ici de localisations phrénologiques. Ainsi je n'essayerai point d'attribuer à chaque pli un rôle spécial ; mais peut-être sera-t-il utile de rechercher quels plis dominent dans l'Homme et quels autres plis l'emportent dans les animaux. L'Homme étant le sommet de cette série, nous attribuerons aux plis qui dominent dans son encéphale une haute importance probable ; ceux qui s'atrophient dans le cerveau humain paraitront avoir une valeur moindre, au moins comme caractéristiques.

A. *Du lobe frontal.*

C'est à ce lobe qu'à l'aide du *criterium* que nous avons choisi nous accorderons le plus haut degré d'importance.

En effet, en limitant nos recherches aux Singes de l'ancien continent, nous trouvons constamment un plus grand développement de ce lobe dans les Singes supérieurs de chaque groupe naturel.

Ainsi le lobe frontal est plus étroit et surtout plus excavé à sa face inférieure, dans les Guenons, que dans les Semnopithèques, dans ceux-ci que dans les Gibbons, dans le sGibbons que dans les Orangs.

De même le lobe frontal est plus développé dans les Chimpanzés que dans les Macaques, dans les Gorilles que dans les Cynocéphales; il y a à la fois plus de grandeur absolue et plus de richesse relative.

Mais c'est dans l'Homme surtout que ce lobe atteint ses plus vastes proportions, ses plus riches développements; ces faits sont, dès le premier abord, si apparents, qu'il est à peine utile d'y insister.

Le développement des plis, dans le lobe frontal, s'exprime d'une manière très-inégale.

Guenons. — Dans les Guenons, les trois étages sont bien distincts; ils sont équivalents.

Semnopithèques. — Dans les Semnopithèques, les choses se passent de la même manière à peu près, sauf un peu plus de grandeur relative dans l'étage supérieur.

Gibbons. — Dans les Gibbons, l'étage supérieur domine; le moyen demeure confondu avec l'étage inférieur, ce qui est l'indice d'un moindre développement.

Orangs. — Dans les Orangs, l'étage inférieur et le moyen, bien qu'assez compliqués, sont peu distincts l'un de l'autre. L'étage supérieur domine, et présente des traces de division en deux plis assez bien accusés.

Ainsi, des Guenons aux Orangs, le développement du lobe frontal s'accuse de plus en plus, et dans ce lobe c'est l'étage supérieur qui s'accroît davantage.

Homme. — Enfin, dans l'Homme, cette prééminence de l'étage supérieur du lobe frontal est de plus en plus accusée. Dans la Vénus hottentote, il est subdivisé en deux plis bien distincts; dans l'Homme caucasique, le pli supérieur se subdivise encore, mais l'étage moyen semble plus apparent dans le cerveau de la Vénus hottentote. C'est donc encore ici l'étage frontal supérieur qui a le plus d'importance.

On observe, d'ailleurs, une marche parallèle dans le développement du lobe frontal des Macaques.

Macaques. — Les trois étages sont bien exprimés dans les Macaques pourvus d'une longue queue, sauf une réduction assez sensible dans les dimensions du lobe frontal. Il y a quelques indices de division dans l'étage supérieur.

Dans les Magots ou Pithèques des anciens, c'est l'étage supérieur qui l'emporte, des traces de division en deux plis secondaires se dessinant de plus en plus.

Chimpanzé. — Dans le Chimpanzé, l'étage orbitaire est grand, le moyen est réduit, le supérieur domine. Ce pli est nettement divisé en deux plis secondaires.

Cynocéphales. — Dans les Cynocéphales connus, les Babouins, les Mandrills, etc., le lobe frontal est, relativement, plus court que dans les Macaques ordinaires; l'étage supérieur et le moyen sont très-simples et réduits, mais l'étage supérieur est, en revanche, très-grand et assez divisé.

Or les Cynocéphales sont des Singes très-élevés dans un groupe dont, à coup sûr, on ne connaît pas les degrés inférieurs, et leur brutalité n'exclut pas l'intelligence.

Gorille. — Nous ne pouvons rien affirmer sur le Gorille.

Tels sont les résultats de nos observations sur le lobe frontal des Singes de l'ancien continent. Constamment le lobe frontal est plus développé dans les espèces supérieures de chaque groupe pris à part.

Singes américains.

Sapajous. — La même loi peut être aisément aperçue parmi les Singes américains. Malgré sa réduction générale, le lobe frontal est plus riche en plis dans les Atèles et les Lagotriches que dans les Saïs et les Sajous. A coup sûr, il est plus épais dans les premiers genres.

Sagouins et Ouistitis. — Il est aussi bien évidemment plus grand dans les *Sagouins* que dans les *Ouistitis*. Cette différence sera surtout apparente, si nous comparons le cerveau du Douroucouli à celui de l'Ouistiti vulgaire, les seuls dont j'aie pu restituer la forme d'après l'empreinte intérieure du crâne qui les contenait. Cette prédominance relative du lobe frontal est bien évidente également dans le Saïmiri et le Callithrix moloch; mais les figures de l'atlas, copiées d'après des cerveaux conservés depuis longtemps dans l'alcool, ne peuvent exprimer que d'une manière très-éloignée les formes naturelles.

B. *Du lobe pariétal.*

Le lobe pariétal présente, dans son développement général, des différences peu marquées, suivant les genres; toutefois il varie, à certains égards, pour un observateur attentif, et paraît arriver au *summum* de son développement *relatif* dans les Macaques et dans les Singes supérieurs du nouveau continent.

Les plis ascendants sont, dans leur portion radiculaire, fort simples dans tous les Singes de la première série, à l'exception de l'*Orang-Outang*, chez lequel la base du premier pli ascendant a une prédominance marquée. Cette prédominance est énorme dans les Saïs, les Atèles et les Lagotriches.

Le deuxième pli ascendant est constamment très-simple dans sa portion radiculaire, mais le lobule qu'il présente à son extrémité supérieure présente des différences remarquables.

Guenons, Gibbons et Orangs. — Simple dans les *Guenons,* plus grand dans les *Sem-*

nopithèques, plus développé encore dans les *Gibbons*, il atteint, dans l'*Orang*, le volume le plus grand parmi les Singes de ce premier groupe.

Macaques. — Petit dans le *Rhésus*, un peu plus développé dans les *Macaques* et surtout dans le *Magot*, il s'élève à son maximum dans le *Chimpanzé*, chef de ce deuxième groupe.

Cynocéphales. — Enfin il est réduit au minimum chez les Cynocéphales.

Singes américains. — La même gradation sériale est exprimée dans les Singes du nouveau continent. Petit dans les *Saïs* et les *Sajous*, le lobule du deuxième pli ascendant acquiert, dans les *Atèles* et les *Lagotriches*, un volume remarquable. Nous ne pouvons évidemment rien dire, à cet égard, du cerveau presque lisse des *Sagouins* et des *Ouistitis*.

Mais, indépendamment de ces Singes à cerveau lisse, nous pouvons affirmer que le développement de ce lobule supérieur du deuxième pli ascendant est, dans chaque groupe pris à part, un signe d'élévation sériale.

Le pli courbe présente aussi des particularités intéressantes. Sa branche ascendante est à la fois plus avancée et plus élevée dans les *Guenons ;* elle recule et s'abaisse dans les *Semnopithèques*, plus encore dans les *Gibbons ;* elle est nulle, et le pli courbe et, par conséquent, sessile dans les Orangs.

Dans les *Macaques*, elle est développée au même degré que dans les Guenons; elle est également bien accusée dans le *Chimpanzé*, où elle contourne le sommet de la scissure de Sylvius.

Elle est d'une grandeur et d'une hauteur très-remarquables dans les *Cynocéphales*.

Singes américains. — Très-développée dans les *Saïs* et les *Sajous*, la branche ascendante du pli courbe est, dans les *Lagotriches* et dans les *Atèles* surtout, presque absolument sessile.

Enfin, dans l'*Homme*, elle est nulle. Ainsi le développement de la branche ascendante du pli courbe est un caractère d'infériorité sériale.

L'ordre du développement n'est point régulier et sérial dans la branche descendante.

Ainsi elle s'*accroît* régulièrement des *Guenons* aux *Orangs*, et tout d'un coup on la voit diminuer dans le cerveau humain.

A l'inverse des Singes du premier groupe, on la voit *décroître* en passant des *Macaques* aux *Chimpanzés*.

Son développement est moyen dans les *Cynocéphales* connus.

Singes américains. — Dans cette nouvelle série, même absence d'ordre dans le développement. Très-réduite dans les *Sajous*, les *Lagotriches* et les *Atèles*, la branche descendante du pli courbe présente un énorme développement dans les *Saïs*.

Il est donc évident que ce pli n'a aucune importance sériale, et que sa valeur comme signe est d'un ordre tout à fait accessoire.

C. *Du lobe temporo-sphénoïdal.*

L'épaisseur verticale de ce lobe mérite d'être attentivement considérée. On peut dire qu'elle est d'autant moindre, eu égard à la hauteur du lobe frontal, que l'animal est plus élevé dans son groupe. On peut aisément apprécier ces relations en comparant les parties qui sont au-dessus de la scissure de Sylvius avec celles qui sont situées au-dessous. Quant à la longueur du lobe temporo-sphénoïdal, elle est très-variable et d'une manière trop irrégulière pour fournir des caractères sérieux. C'est ainsi qu'elle est très-développée dans les *Cynocéphales*, l'*Orang* et le *Chimpanzé* parmi les Singes de la première série, et parmi ceux de la seconde, dans les plus élevés, c'est-à-dire dans les *Atèles* et les *Lagotriches;* en sorte qu'on pourrait, au premier abord, supposer que la longueur de ce lobe est, au contraire de son épaisseur, un signe d'élévation sériale. Mais les *Gibbons* échappent à cette règle, et le lobe temporo-sphénoïdal, dans ces Singes, est aussi court que possible; toutefois, comme il est très-long dans le cerveau de l'*Homme,* il est impossible de ne pas accorder à ce caractère une certaine valeur.

Parmi les plis que le lobe temporo-sphénoïdal présente, nous distinguerons, en premier lieu, le pli temporal supérieur ou pli marginal. Ce pli, dont on aperçoit un vestige dans le Pinche, est d'une épaisseur extrême dans les Sagouins, où il existe à peu près seul. Au-dessus d'eux on le retrouve dans toute la série des Singes; mais plus on s'élève dans chaque série partielle, et plus son épaisseur diminue. C'est ainsi qu'elle est plus considérable dans le cerveau de la Vénus hottentote que dans les cerveaux d'hommes caucasiques. Ce moindre développement dans les Singes supérieurs et dans l'Homme, et d'autre part son universalité presque absolue dans tous les Singes (l'Ouistiti fait seul exception), font supposer que son existence est nécessaire. Or plus elle est nécessaire, et moins elle est un signe d'élévation. Cette proposition mériterait peut-être d'être discutée et généralisée.

Tandis que le pli marginal paraît diminuer d'importance dans les animaux supérieurs de chaque groupe, le pli temporal moyen, suivant une marche inverse, se complique parallèlement à l'élévation de l'animal dans son groupe. Ainsi voyons-nous les *Atèles*, les *Cynocéphales*, les *Chimpanzés*, les *Orangs* et l'*Homme* se distinguer, au milieu de tous les Primatès, par la richesse du pli temporal moyen. Quant au pli temporal inférieur, il est, en général, peu distinct, et se développe comme les plis de la face interne de l'hémisphère.

D. *Du lobe occipital.*

Ce lobe atteint le maximum de son développement dans les *Cynocéphales*. Beaucoup moins développé dans les *Macaques*, il domine de plus en plus en passant des *Guenons* aux *Semnopithèques*, et de ceux-ci aux Gibbons et aux Orangs. Ajoutons qu'il atteint son minimum dans l'espèce humaine.

La même gradation est observée dans les Singes américains du premier groupe. Ainsi voyons-nous décroître le lobe occipital des *Sajous* et des *Saïs* aux *Lagotriches* et aux Atèles.

Quant aux Singes américains du deuxième groupe, comme chez eux aucune scissure ne détermine la limite antérieure du lobe occipital, il est difficile d'en donner une idée précise. Toutefois nous voyons le cerveau fort atténué en arrière dans les Nyctipithèques, tandis que, dans les Ouistitis, l'atténuation porte sur les parties antérieures. Ces remarques confirment les observations précédentes, et la règle, en conséquence, ne paraît pas subir d'exceptions.

On peut donc affirmer que le développement du lobe occipital exprime une infériorité typique.

E. *Des plis de passage externes.*

J'ai déjà fait sentir de quelle importance est la considération de ces plis.

Le pli supérieur manque chez les *Cynocéphales*, les *Macaques* et les Chimpanzés. Il est rudimentaire chez les *Guenons* et caché sous l'opercule du lobe occipital; superficiel dans les *Semnopithèques*, il se développe davantage encore dans les *Gibbons* et les *Orangs*. Enfin il s'élève dans l'*Homme* au maximum de sa grandeur.

Parmi les Singes du nouveau continent, nous le voyons apparaître dans les *Atèles* et les *Lagotriches;* il manque chez les *Saïs* et les *Sajous*.

Le deuxième pli est très-grand dans les *Cynocéphales* et dans les *Macaques*, fort réduit dans les *Guenons*, les *Semnopithèques*, les *Gibbons* et dans les *Orangs*. Dans tous ces Singes il est constamment caché sous l'opercule; mais dans l'*Homme*, où il est très-grand, il est entièrement superficiel.

Parmi les Singes américains, nous le trouvons fort réduit dans les *Lagotriches* et les *Atèles*, mais superficiel. Grand et superficiel dans les Saïs, il est caché sous l'opercule dans les Sajous.

Les deux plis de passage inférieurs sont constamment superficiels, et leurs variations sont trop peu apparentes pour être aisément formulées.

Le développement simultané de tous les plis de passage dans l'Homme oblige de leur accorder un haut degré d'importance; mais il est difficile de décider de quel ordre est cette importance, si elle est physiologique ou sériale. En tous cas, le développement du pli supérieur indique un type supérieur.

F. *Des plis de la face interne.*

Nous les avons décrits, plus haut, avec assez de détails pour qu'il soit superflu d'y revenir. La longueur du lobe fronto-pariétal, le développement et les plis du lobule quadrilatère, la direction horizontale de la scissure des hippocampes caractérisent un cerveau supérieur. Ces faits confirment, en un certain degré, les résultats de l'analyse des plis de la face externe.

Le pli de l'hippocampe, très-large et couvert d'incisures dans les *Cynocéphales*, est fort étroit et complétement lisse dans le cerveau humain. Sous ce point de vue, son développement est parallèle à celui du pli marginal externe. Les autres plis temporaux de la face interne sont, d'ailleurs, couverts de plis dans l'Homme; mais ces plis sont, relativement, peu profonds.

G. *Résumé.*

En nous résumant, 1° la grandeur du lobe frontal résultant surtout d'un développement excessif de l'étage frontal supérieur, la grandeur du lobule du deuxième pli ascendant, le développement simultané de tous les plis de passage externes;

2° La réduction des racines ascendantes des plis ascendants, celle de la branche ascendante du pli courbe; l'amoindrissement du lobe occipital et du pli marginal sont, dans tous les Singes, un signe d'élévation.

Sur la face interne de l'hémisphère, nous noterons comme signe d'élévation la grandeur du lobule quadrilatère, et la réduction ou du moins la simplification du pli de l'hippocampe.

Tels sont, en général, les faits principaux qui pourront servir de base à des inductions ultérieures.

§ XXXVII.

Nous avons enfin terminé cette longue analyse des plis cérébraux dans la série entière des vrais Primatès; nous nous sommes attaché surtout à bien déterminer, sur la surface des hémisphères de l'Homme et des Singes, les points homologues. Cette détermination est facile, les plis principaux se reproduisant, dans toutes les espèces, avec la plus étonnante analogie.

Mais, les points homologues une fois trouvés, il devient évident que les proportions relatives des lobes et des plis varient singulièrement suivant les genres, les espèces et même les individus.

Ainsi, dans les uns, le lobe frontal l'emporte; dans quelques autres, le lobe pariétal domine; dans d'autres enfin, c'est le lobe occipital.

Ces lobes, si j'ose ainsi m'exprimer, se disputent la surface de l'hémisphère cérébral. Si l'un d'eux s'agrandit, il refoule le lobe voisin; l'espace que l'un gagne, l'autre le perd. Ce qui se dit des lobes peut se dire également des plis cérébraux.

Mais, quels que soient ces mouvements, ces oscillations, la forme générale du cerveau demeure souvent à peu près la même.

Ces faits sont un puissant argument contre cette vaine science de la Phrénologie. Qu'un phrénologiste promène ses doigts sur les bosses occipitales supérieures d'un Homme et d'un animal (je suppose, pour un instant, ces bosses également développées dans l'un et dans l'autre), il conclut aussitôt à un égal développement du lobe occipital.

Cette conclusion est-elle légitime? Non, car une égale saillie peut se manifester dans des circonstances absolument différentes.

A. Dans un premier cas, le lobe occipital sera très-grand, et à cause de sa grandeur il fera en arrière une saillie très-prononcée.

B. Dans un second cas, le lobe occipital sera très-petit; mais, refoulé en arrière par un lobe pariétal ou par des plis de passage très-développés, il fera en arrière une saillie non moins grande.

C. Dans un troisième cas, le lobe occipital et le lobe pariétal, simultanément développés, contribueront également à l'agrandissement des parties postérieures du cerveau.

Ainsi une grande saillie, une égale saillie pourra signifier trois choses distinctes :

1° Un grand développement du lobe occipital coïncidant avec une grandeur médiocre du lobe temporo-pariétal;

2° Un faible développement du lobe occipital compensé par un agrandissement proportionnel du lobe temporo-pariétal ou des plis de passage ;

3° Un égal développement du lobe occipital et du lobe pariétal.

C'est ainsi que dans l'Homme, où le lobe occipital est très-petit, la saillie postérieure du cerveau est néanmoins très-grande. Dans le Papion, au contraire, à une moindre saillie des bosses occipitales correspond un grand développement du lobe postérieur. Quel sectateur de Gall, promenant ses aveugles doigts sur un crâne, me dira ces différences? Et, si de pareilles variations existent dans le cerveau des hommes, combien cette difficulté, que dis-je? cette impossibilité grandira-t-elle encore? Que sera-ce, si nous entrons dans le détail des plis, de leurs courbures, de leurs divisions et de leurs incisures secondaires? Quand bien même les divisions de Gall, dans le cerveau, seraient vraies et naturelles, la crânioscopie n'en serait pas moins une méthode de diagnostic mensonger; je parle de la crânioscopie telle que Gall et Spurzheim l'ont proposée, et que M. le professeur Flourens a si rigoureusement et si habilement réfutée.

Dans ces derniers temps, la crânioscopie a pris, en Allemagne, une forme et des allures plus scientifiques. On a pris certaines idées anciennes, on les a rajeunies en les mariant à des idées nouvelles; on a mêlé Oken à Saint-Thomas, aux scolastiques du moyen âge.

Trois vertèbres fondamentales, la vertèbre occipitale, la pariétale, la frontale, enferment la cavité crânienne des animaux. Chacune d'elles est le foyer d'une activité distincte, à chacune d'elles correspond une région déterminée du cerveau.

Si donc nous supposons, avec les partisans de cette doctrine, que ces régions cérébrales ont des fonctions distinctes, que chacune d'elles manifeste une des trois activités, une des trois puissances fondamentales de l'âme, il est évident qu'on pourra juger de la nature de l'intelligence d'après le développement relatif des vertèbres céphaliques.

Telle est, *en gros*, la théorie qu'ont développée MM. Spix et Carus. Ce dernier philosophe a publié, à l'appui de sa doctrine, quelques planches qui sont un modèle d'iconographie scientifique. La manière dont ces théories sont présentées a quelque chose de séduisant pour l'imagination; mais la science ne grandit point par les imaginations des philosophes et des poëtes, elle emprunte toute la substance de ses développements réels aux longues études, aux observations particulières et fidèles.

Si les doctrines de MM. Spix et Carus étaient véritables, aux scissures pariéto-frontales et pariéto-occipitales correspondraient des lignes indiquant des sections naturelles des hémisphères, des divisions précises de leur surface; mais il n'en est point ainsi.

La boîte crânienne forme une vaste et libre cavité. C'est une voûte sous laquelle les plis et les lobes cérébraux s'avancent, se reculent, s'étalent, se resserrent, s'écartent, se refoulent, ces mouvements n'ayant aucune relation absolue avec les éléments dont cette voûte se compose.

On a recueilli un grand nombre d'observations relatives à des nouveau-nés anencéphales; on a trouvé souvent, sous un crâne parfaitement développé, un cerveau monstrueux, rudimentaire ou nul. M. Foville a cité plusieurs cas de ce genre. J'ai eu l'occasion d'étudier un fait de cette nature et de le publier. A cette occasion, M. le docteur Baron, dont la mémoire est si chère à tous ceux qui ont eu le bonheur d'entendre ses leçons, m'en cita plusieurs qu'il avait observés; mais des occupations trop nombreuses ne lui ont jamais permis de les raconter au public. Ces faits ne prouvent-ils pas d'une façon péremptoire que le développement du cerveau et celui de la boîte crânienne sont, *jusqu'à un certain point* et dans certaines limites, indépendants l'un de l'autre? Mais, si cette indépendance est réelle, que deviennent ces doctrines *à priori* fondées sur des relations imaginaires qu'aucune observation positive ne confirme, que tous les faits, au contraire, tendent à détruire et à anéantir?

La crânioscopie ne peut révéler qu'une chose, la grandeur de la masse cérébrale. Or qui oserait, d'après la masse seule, juger de la nature et de l'énergie d'une intelligence humaine ou même d'une intelligence animale? Qui pourrait ne pas blâmer ces hardiesses ou, si l'on veut, ces pauvretés?

Quant à la phrénologie de Gall, fondée sur la plus ridicule analyse qu'on ait jamais donnée des facultés de l'entendement humain, elle mériterait à peine l'examen sérieux qu'en ont fait de savants hommes, si les erreurs les plus grossières n'étaient pas redoutables sur cette pente fatale qui conduit les hommes à toutes les superstitions. La doctrine de la pluralité des organes plus anciens que Gall ne lui appartient en aucune façon. Ses exagérations, loin d'illuminer cette doctrine, l'ont pour longtemps obscurcie. Du point de vue où ce physiologiste l'a présentée, les faits l'ont complétement réprouvée.

Et, en effet, les belles expériences de M. Flourens ne démontrent-elles pas que l'intelligence n'est point ici ou là dans le cerveau, et que toutes les lésions cérébrales l'affectent ou l'altèrent d'une manière semblable?

Ces expériences ne peuvent être l'objet d'aucun doute. S'il était nécessaire d'ajouter à l'autorité d'un si grand observateur, nous dirions que toutes les expériences qui ont été tentées après lui sur le cerveau ont confirmé les siennes.

Mais cette force, répandue dans toute l'étendue des hémisphères, uniformément présente à tous les points des surfaces cérébrales, *est-elle sollicitée dans tous ces points d'une manière semblable?* C'est là une question que l'examen des plis et des lobes cérébraux m'a suggérée.

Ces plis, avons-nous dit ailleurs, *indiquent la série des points où les expansions fibreuses de l'axe entrent en connexion avec la lame des hémisphères.*

Or, ces plis étant *constants et homologues* dans tous les cerveaux de Primatès, nous pouvons naturellement supposer que les plis homologues reçoivent, dans tous ces cerveaux, des *expansions fibreuses homologues.*

Ces expansions fibreuses, établissant un rapport entre les plis cérébraux et l'axe médullaire, mettent, par la moelle, ces plis en relation avec le reste de l'organisme.

Or ceci peut-être posé : de deux choses l'une; ou bien chaque pli, chaque région cérébrale est en rapport uniforme avec le corps tout entier, ou bien chaque pli, chaque région cérébrale a avec les centres organiques principaux, sources d'excitations distinctes, des connexions plus particulières.

Dans la première hypothèse, il n'y a aucune localisation utile et possible; dans la seconde, on peut examiner les suppositions suivantes :

Si les irradiations nerveuses qui lient au cerveau un appareil organique spécial occupent, sur la couche des hémisphères, une grande surface, l'intelligence recevra de cet appareil une excitation proportionnelle à l'étendue de la surface occupée. Sollicitée par lui, elle réagira davantage dans le sens de son activité propre, et cette direction de l'intelligence, déterminée par des sollicitations dominantes, devenant habituelle par la répétition des actes, l'âme, la nature intellectuelle, la *dianoia* de tout animal, de tout individu, se développera, sous une forme spéciale, avec un caractère particulier.

Ainsi, de la grandeur totale des hémisphères et de l'étendue des couches corticales dans un groupe défini d'animaux, on pourra tirer des inductions relatives à l'énergie intérieure de l'âme, à la mesure de la force intellectuelle; mais, de la grandeur, de la force, de l'énergie, du principe, on ne peut toujours conclure d'une façon rigoureuse à la grandeur de l'acte, à l'étendue des conséquences. Ainsi, de deux hommes dont la force actuelle, dont la légèreté sont égales, celui-là devancera l'autre, qui n'aura pas d'entraves, dont le fardeau sera moins grand. Ne pourrait-on pas concevoir, *à priori*, dans le cerveau, quelque chose de semblable? Suivant que les relations des couches corticales avec les organes des fonctions inférieures seront bornées ou étendues, l'intelligence plus ou moins libre, plus ou moins dégagée de ces chaînes s'élèvera plus ou moins vers ces hautes sphères où s'engendre la pensée. C'est là, au surplus, ce qu'une observation vulgaire semble nous dire tous les jours. Les faits sont irrécusables; mais n'y aurait-il pas de ces faits une raison anatomique?

Ces hypothèses, que je n'énonce ici qu'accessoirement, ont-elles quelques bases réelles? paraîtront-elles plausibles aux physiologistes et aux philosophes? S'il en était ainsi, la question qui nous occupe devrait être à la fois résolue de deux manières :

1° En observant attentivement *les formes intellectuelles*, les mœurs des animaux, et en mettant ces observations en parallèle avec les résultats que donne une étude approfondie des plis, des lobes, des régions cérébrales.

Sous ce point de vue, nous regretterons que nos usages et le légitime respect qui s'attache à la mort ne permettent pas de recueillir le cerveau des hommes que des aptitudes spéciales ont distingués pendant leur vie ou d'en conserver des moules bien faits. De grandes collections de ce genre auraient, pour la science, des résultats certains; elles permettraient d'établir des comparaisons justes et fécondes. Le même travail devrait être fait sur les animaux qui se rapprochent le plus de l'Homme, sur les Primatès.

2° En invoquant le secours de la physiologie expérimentale, j'observe ici que, l'Homme n'étant point le sujet de la physiologie expérimentale, nous n'avons qu'un seul moyen de le connaître; ce moyen consiste à soumettre à ces expériences les animaux qui lui ressemblent le plus. C'est là une voie indirecte; aussi, pour arriver à quelque certitude, est-il nécessaire de choisir, relativement à l'Homme, des animaux où les points cérébraux homologues soient parfaitement déterminés; or les Singes seuls sont dans ce cas. Les Singes sont donc, à l'exclusion de tous les Mammifères, les sujets naturels de ces expériences.

Ces expériences sont-elles possibles? Une sensibilité trop vive, l'extrême gravité des lésions cérébrales dans des animaux aussi élevés permettront-elles d'étudier assez longtemps les Singes soumis aux expériences pour distinguer les effets particuliers de la soustraction d'un pli cérébral d'avec les effets généraux qu'une opération pareille entraîne nécessairement à la suite? Voilà ce que je ne saurais décider, voilà ce que l'observation peut seule nous apprendre. Quoi qu'il en soit, je soumets ces réflexions et ces hypothèses au jugement des physiologistes : elles n'ont point pour but de se substituer à des observations positives, mais de solliciter des recherches et des observations nouvelles.

Par rapport à l'espèce humaine, je le répète encore, les Singes seuls pourront servir à ces recherches, entourées, d'ailleurs, de tant de difficultés presque insurmontables, que j'ose à peine espérer qu'elles puissent donner, un jour, des résultats suffisants.

FIN.

PARIS. — IMPRIMERIE DE Mme Ve BOUCHARD-HUZARD, RUE DE L'ÉPERON, 5.

www.ingramcontent.com/pod-product-compliance
Ingram Content Group UK Ltd.
Pitfield, Milton Keynes, MK11 3LW, UK
UKHW021232230726
13926UKWH00003B/1401